중국어권 의료 용어

본 과제(결과물)는 교육과학기술부의 재원으로 한국연구재단의 지원을 받아 수행된 광역경제권 선도산업 인재양성사업의 연구 결과입니다.

중국어권 의료 용어

| 김남이 지음 |

小花

머리말

최근 의학적 치료와 관광을 겸하는 이른바 의료관광 사업이 국가의 새로운 성장동력으로서 주목을 받고 있습니다. 해외의 의료관광 시장 가운데 중국은 특히 잠재력 수요가 많아 시장성이 높을 것으로 기대를 모으고 있습니다. 앞으로 우리나라가 더 많은 중국인 의료관광객을 유치하고, 또 이들에게 질 높은 의료서비스를 제공하기 위해서는 의료진 및 의료관광 관계자와 의료관광객의 의사소통을 중개해 줄 의료관광 통번역사의 역할이 점차 중요해질 것입니다.

이 책은 바로 의료관광 사업에서 중추적인 역할을 담당할 의료관광 통번역사와 의료관광 코디네이터의 중국어 의료 용어 및 중국어 교육을 위해서 개발되었습니다. 즉, 본격적인 통번역 훈련을 받기에 앞서, 예비 통번역사에게 필요한 기초 능력인 언어 능력, 전문용어 및 배경지식을 교육하기 위한 목적으로 집필되었습니다.

본서는 총 4장으로 구성되어 있습니다. 제I장에서는 인체의 구조에 대해 이해하고, 인체 각 부위의 명칭과 몸에서 나타나는 증상을 다룹니다. 제II장에서는 내과, 외과, 성형외과, 피부과, 안과, 치과 등 6개의 진료과별로 2개의 질환을 주제로 회화와 독해 연습을 합니다. 이해를 위한 해설 부분은 학습자를 상대로 강의를 하듯 되도록 쉽게 풀어 쓰고자 했습니다. 회화 연습, 단어 및 표현 학습, 배경지식 이해, 독해 연습 등을 통해 기본적인 의료 회화와 용어를 익히고, 중국어 능력을 다지며 배경지식을 확장합니다. 제III장에는 제II장에서 다룬 회화와 독해 텍스트 및 예문에 대한 참고번역문이 제시되어 있습니다. 제IV장에서는 본서에서 다룬 의료 용어를 가나다순으로 정리하여 학습자의 편의를 제공했습니다.

의료 용어는 말 그대로 의료 분야에서 사용하는 전문 용어로 병원 내에서 의료진이 사용하는 용어와 의학 전반에서 사용하는 용어를 아우릅니다. 이는 단순한 기호가 아니라 전문적인 개념이나 사상을 전달하고 관련 전문가들이 소통하는 방법입니다. 따라서 통번역사가 소통의 중개적 역할을 하기 위해서는 이 기호 속에 응축되어 있는 개념을 반드시 이해해야 합니다. 따라서 용어를 학습할 때 조금이라도 의문이 드는 부분이 있다면 부지런히 관련 배경지식을 찾아서 이해하려고 노력해야 합니다. 또한 단어와 단어를 엮어 문장과 텍스트를 구성해 내는 언어 능력도 꾸준히 연마해야 합니다. 이를 위해서 이 책에 제시된 텍스트를 정확한 발음으로 반복하여 낭독하고, 독해와 번역 연습을 통해 의미를 철저히 이해하고 언어 감각을 기르는 연습을 하길 권합니다.

이 책이 완성되기까지 항상 따뜻하게 격려해 주시고 자료 수집에 큰 도움을 주신 한림대학교 중국학과 고민희 교수님, 김민호 교수님, 부족한 제자를 늘 물심양면으로 지원해 주시는 이화여자대학교 통역번역대학원 손지봉 교수님, 김혜림 교수님, 신지선 교수님, 그리고 부족한 글을 읽어 주시고 지적해 주신 왕원도 선생님께 깊이 감사드립니다. 또한 소중한 인연으로 만나게 된 강원도의료관광지원센터, 한림대학교 의료관광인재양성센터 가족 여러분과 출판을 맡아 주신 소화출판사에 감사드립니다.

수많은 도움에도 불구하고, 미흡한 점이 많지만 앞으로 수정과 보완을 통해 본서가 의료 분야에 관심이 있는 중국어 및 통번역 학습자에게 조금이나마 도움이 되었으면 하는 바람입니다.

2011년 2월

김남이

일러두기

이 책에 사용된 기호

기 호	의 미
□	본문에 등장하거나 주제와 관련한 주요 단어
➢	주요 단어와 함께 익혀 둘 필요가 있는 관련 단어 또는 하위 단어
/	상황, 맥락에 따라 대체 가능한 표현
=	완전히 같은 의미로 서로 바꾸어 사용할 수 있음
㊀	구어나 일상생활에서 주로 사용하는 표현
㊩	의료 분야에서 주로 사용하는 표현

※ 구어, 문어, 의료 용어 등의 구분은 명확한 경계나 법칙이 존재하는 것은 아니고 경향성과 빈도수를 의미하며 분류가 서로 겹칠 수 있다. 이 책은 용어와 텍스트 설명을 위해 필요한 경우에만 이를 구분하여 표기하였다.

차례

I.

몸

I. 몸

우리 몸의 구조와 명칭 그리고 몸에서 나타나는 증상을 표현하는 것은 환자와 의료진 간의 대화를 이해하고 전달하기 위한 가장 기본적인 능력입니다. 몸에 대한 표현은 우리 생활과 아주 밀접한 관련이 있기 때문에 의료 현장뿐만 아니라 일상생활에서도 자주 사용됩니다. 의학 용어가 일반 용어처럼 일상적으로 사용되어 매우 친숙하기도 하고, 때로는 일상생활과 의료 현장에서 다소 다른 용어를 사용하기도 합니다. 그림을 통해 우리 몸의 구조를 이해하고, 각 부위의 명칭 및 몸의 증상을 중국어로 표현해 봅시다.

1. 몸의 구조

우리 몸의 구조를 전신, 얼굴, 내장기관으로 나누어 살펴보고, 각 부위의 명칭을 익혀 봅시다. 사진을 보고 각 부위를 중국어로 말해 보고, 아픈 부위를 묻고 대답하는 대화를 연습해 봅시다.

▶ 아픈 부위 묻기

☞ 어디가 불편하세요?
您哪儿不舒服？ [Nín nǎr bù shūfu?]

☞ 머리가 아픕니다.
我头疼。 [Wǒ tóu téng.]

☞ 어디가 아프세요?
您哪儿疼？ [Nín nǎr téng?]

☞ 머리가 너무 아파요.
我头疼得很厉害。 [Wǒ tóu téng de hěn lìhai.]

(1) 전신

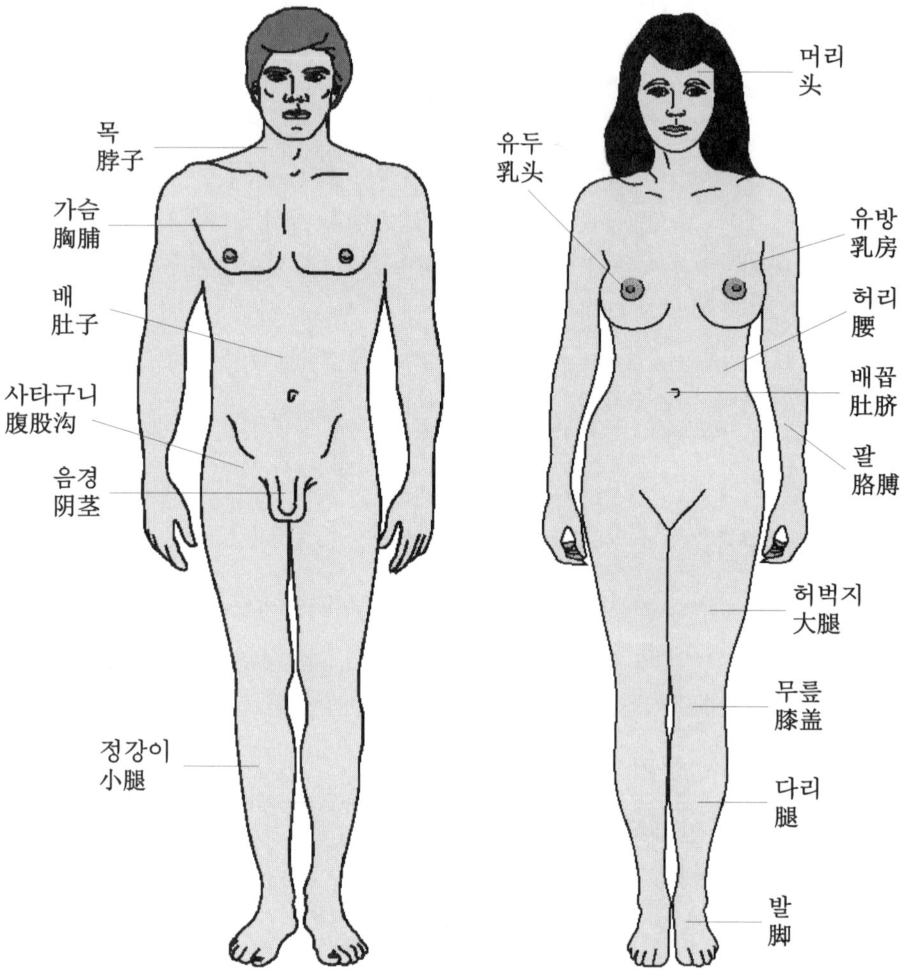

남성 • male • 男性　　　여성 • female • 女性

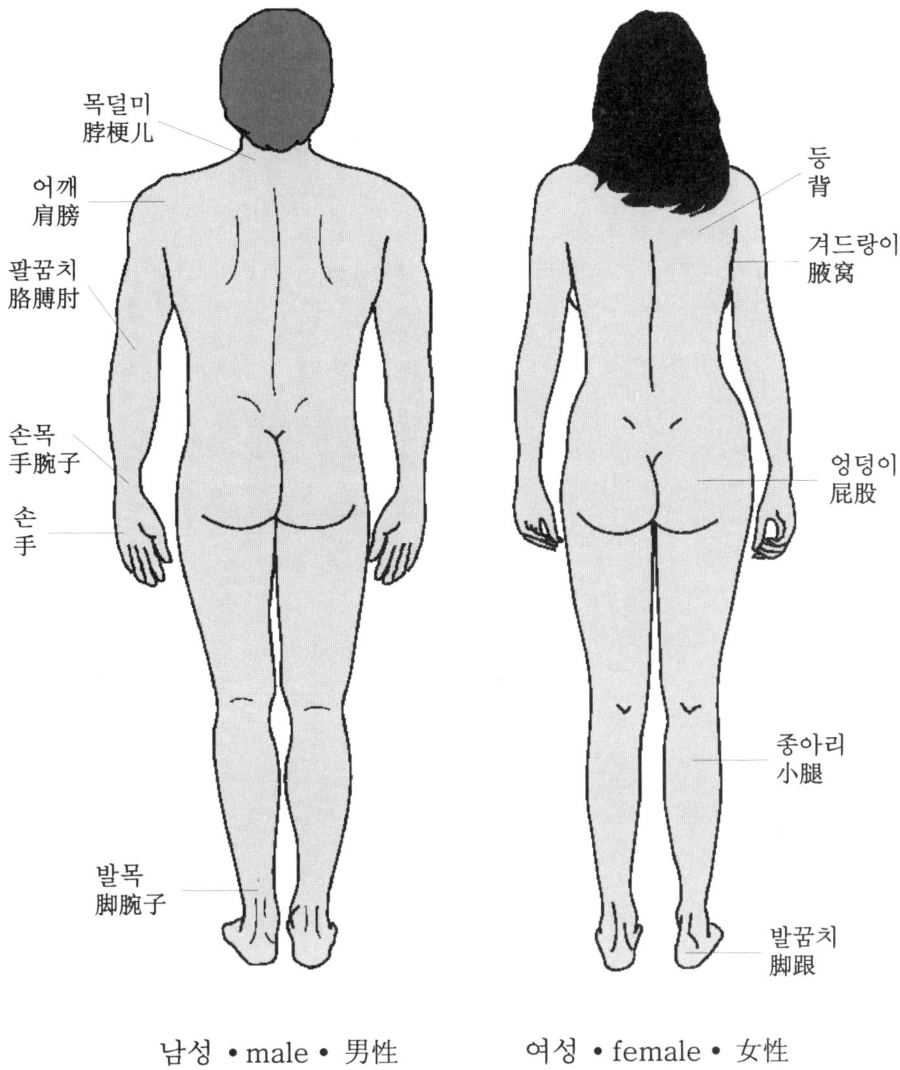

남성 • male • 男性　　여성 • female • 女性

□ 신체 / 몸	□ 身体 [shēntǐ]
□ 인체	□ 人体 [réntǐ]
□ 전신 / 온몸	□ 全身 [quánshēn]
□ 머리	□ 头 [tóu]
□ 목	□ 脖子 [bózi] / 颈部 [jǐngbù]
□ 어깨	□ 肩膀 [jiānbǎng]
□ 가슴 / 흉부	□ 胸脯 [xiōngpú] / 胸部 [xiōngbù]
□ 유방 / 젖가슴	□ 乳房 [rǔfáng]
□ 유두 / 젖꼭지	□ 乳头 [rǔtóu]
□ 겨드랑이 털 / 액모	□ 腋毛 [yèmáo]
□ 겨드랑이 / 액와	□ 腋窝 [yèwō]
□ 팔	□ 胳膊 [gēbo] / 手臂 [shǒubì]
□ 팔꿈치	□ 胳膊肘 [gēbozhǒu]
□ 위팔 / 상완 / 상박	□ 上臂 [shàngbì]
□ 아래팔 / 전완	□ 前臂 [qiánbì]
□ 손목 / 팔목	□ 手腕子 [shǒuwànzi]
□ 손	□ 手 [shǒu]
□ 손바닥	□ 手掌 [shǒuzhǎng]
□ 손가락	□ 手指 [shǒuzhǐ]
□ 손톱	□ 指甲 [zhǐjiǎ]
□ 허리	□ 腰 [yāo]
□ 배 / 복부	□ 肚子 [dùzi] / 腹部 [fùbù]
□ 배꼽	□ 肚脐 [dùqí]
□ 아랫배	□ 小肚子 [xiǎodùzi] / 小腹 [xiǎofù]
□ 음모	□ 阴毛 [yīnmáo]
□ 음경 / 페니스	□ 阴茎 [yīnjīng]
□ 사타구니 / 서혜부	□ 腹股沟 [fùgǔgōu]
□ 다리	□ 腿 [tuǐ]
□ 허벅지 / 넓적다리 / 대퇴	□ 大腿 [dàtuǐ]

□ 종아리 / 아랫다리 / 하퇴	□ 小腿 [xiǎotuǐ]
□ 무릎	□ 膝盖 [xīgài]
□ 발	□ 脚 [jiǎo]
□ 발바닥	□ 脚掌 [jiǎozhǎng]
□ 발가락	□ 脚趾 [jiǎozhǐ]
□ 발톱	□ 趾甲 [zhǐjiǎ]
□ 발목	□ 脚腕子 [jiǎowànzi]
□ 복사뼈	□ 脚踝 [jiǎohuái]
□ 상반신	□ 上身 [shàngshēn]
□ 하반신 / 음부	□ 下身 [xiàshēn]
□ 음부	□ 阴部 [yīnbù]
□ 목덜미	□ 脖梗儿 [bógěngr] / 后颈 [hòujǐng]
□ 등	□ 背 [bèi]
□ 엉덩이 / 둔부	□ 屁股 [pìgǔ] / 臀部 [túnbù]
□ 항문	□ 肛门 [gāngmén]
□ 장딴지	□ 腿肚子 [tuǐdùzi]
□ 발꿈치	□ 脚跟 [jiǎogēn]

(2) 얼굴

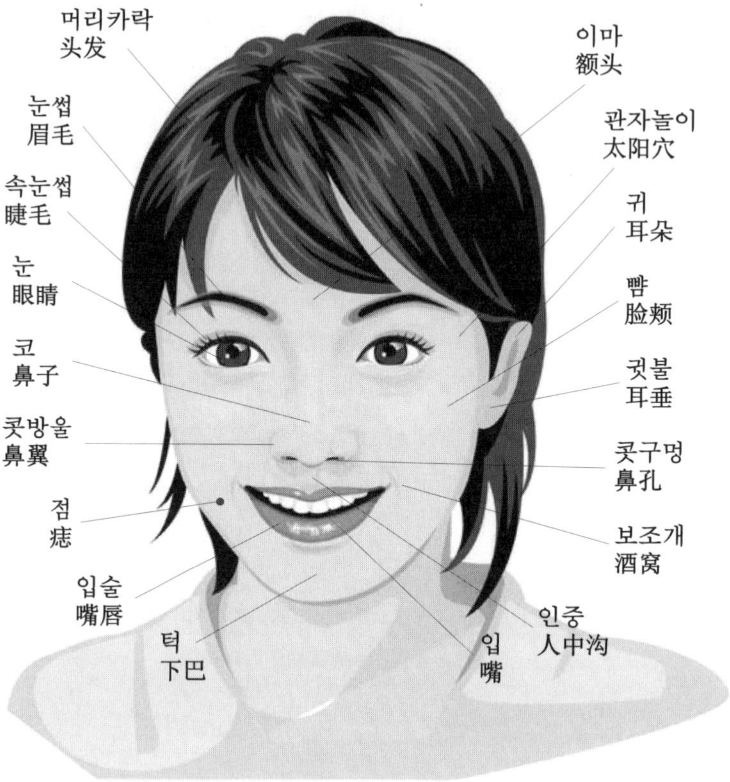
머리카락
头发
눈썹
眉毛
속눈썹
睫毛
눈
眼睛
코
鼻子
콧방울
鼻翼
점
痣
입술
嘴唇
턱
下巴
이마
额头
관자놀이
太阳穴
귀
耳朵
뺨
脸颊
귓불
耳垂
콧구멍
鼻孔
보조개
酒窝
인중
人中沟
입
嘴

□ 얼굴	□ 脸 [liǎn]
□ 머리카락 / 두발	□ 头发 [tóufa]
□ 정수리	□ 头顶 [tóudǐng]
□ 가마	□ 头旋 [tóuxuán]
□ 이마	□ 额头 [étóu]
□ 관자놀이 / 태양혈	□ 太阳穴 [tàiyángxué]
□ 눈썹	□ 眉毛 [méimáo]
□ 속눈썹	□ 睫毛 [jiémáo]
□ 눈	□ 眼睛 [yǎnjing]
□ 귀	□ 耳朵 [ěrduo]
□ 귓불	□ 耳垂 [ěrchuí]
□ 코	□ 鼻子 [bízi]
□ 콧구멍	□ 鼻孔 [bíkǒng]
□ 콧방울 / 비익	□ 鼻翼 [bíyì]
□ 입	□ 嘴 [zuǐ]
□ 인중	□ 人中沟 [rénzhōnggōu] / 人中穴 [rénzhōngxué]
□ 입술	□ 嘴唇 [zuǐchún]
□ 뺨 / 볼	□ 腮帮子 [sāibāngzi] / 脸颊 [liǎnjiá]
□ 보조개	□ 酒窝 [jiǔwō]
□ 턱 / 하악	□ 下颚 [xià'è] / 下颌 [xiàhé]
□ 턱 / 턱끝	□ 下巴 [xiàba]
□ 울대뼈 / 아담스 애플	□ 喉结 [hóujié]
□ 수염	□ 胡子 [húzi]
□ 구레나룻	□ 络腮胡子 [luòsāihúzi]
□ 콧수염	□ 小胡子 [xiǎohúzi]
□ 귀밑머리 / 살쩍	□ 鬓角 [bìnjiǎo]
□ 점	□ 痣 [zhì]

(3) 내장기관

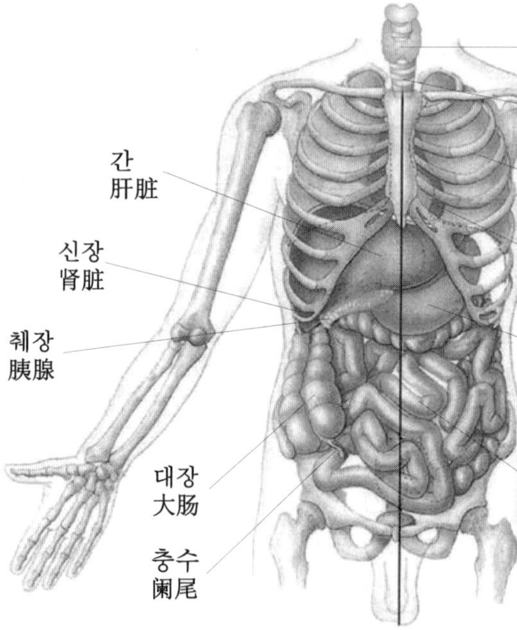
갑상선
甲状腺
기관(숨통)
气管
간
肝脏
폐
肺
신장
肾脏
심장
心脏
췌장
胰腺
위
胃
대장
大肠
충수
阑尾
소장
小肠

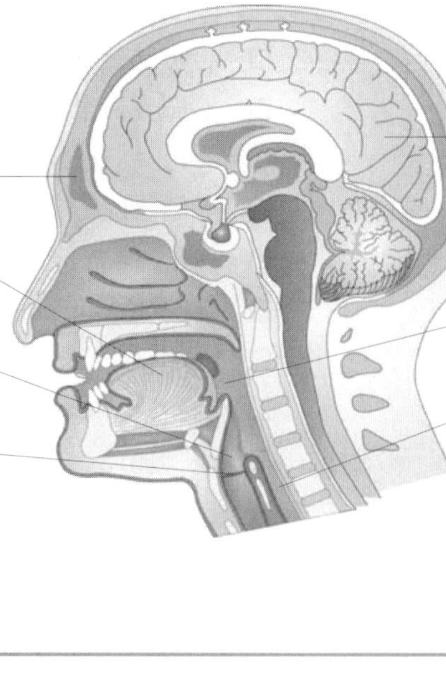
뇌
脑
부비강
鼻窦
혀
舌头
인두
咽头
후두
喉头
식도
食管
성대
声带

□ 뇌	□ 脑 [nǎo]
□ 부비강	□ 鼻窦 [bídòu]
□ 인후	□ 咽喉 [yānhóu]
□ 인두	□ 咽头 [yāntóu]
□ 후두	□ 喉头 [hóutóu]
□ 혀	□ 舌头 [shétou]
□ 성대	□ 声带 [shēngdài]
□ 갑상선	□ 甲状腺 [jiǎzhuàngxiàn]
□ 식도	□ 食管 [shíguǎn]
□ 기관 / 숨통	□ 气管 [qìguǎn]
□ 기관지	□ 支气管 [zhīqìguǎn]
□ 폐	□ 肺 [fèi]
□ 심장	□ 心脏 [xīnzàng]
□ 간	□ 肝脏 [gānzàng]
□ 담낭 / 쓸개	□ 胆囊 [dǎnnáng]
□ 비장	□ 脾脏 [pízàng]
□ 위	□ 胃 [wèi]
□ 소장 / 작은 창자	□ 小肠 [xiǎocháng]
□ 십이지장	□ 十二指肠 [shíèrzhǐcháng]
□ 췌장 / 이자	□ 胰腺 [yíxiàn]
□ 대장 / 큰 창자	□ 大肠 [dàcháng]
□ 충수	□ 阑尾 [lánwěi]
□ 신장 / 콩팥	□ 肾脏 [shènzàng]
□ 방광	□ 膀胱 [pángguāng]

2. 몸의 증상

몸의 증상에 대한 표현을 신체 부위별로 알아보고, 증상을 묻고 답하는 대화를 연습해 봅시다.

▶ 증상 묻고 답하기

☞ 그때 어떤 증상이 있었습니까?
您当时有什么症状？ [Nín dāngshí yǒu shénme zhèngzhuàng?]

☞ 호흡이 가쁘고 이마에서 식은땀이 났습니다.
呼吸急促，额部冒冷汗。 [Hūxī jícù, ébù mào lěnghàn.]

☞ 그 밖에 어떤 증상이 있습니까?
您还有哪些症状呢？ [Nín háiyǒu nǎxiē zhèngzhuàng ne?]

☞ 열이 나고 목이 아픕니다.
发烧，嗓子疼。 [Fāshāo, sǎngzi téng.]

☞ 신종플루 는 어떤 증상이 있습니까?
甲流 有哪些症状？ [Jiǎliú yǒu nǎxiē zhèngzhuàng?]

☞ 발열, 오한, 무기력 등의 증상이 있습니다.
有 发烧、发冷、无力 等症状。
[Yǒu fāshāo, fālěng, wúlì děng zhèngzhuàng.]

☞ 고열 증상이 나타나면 바로 알려 주세요.
如果出现 发高烧 的症状，要及时告诉我们。
[Rúguǒ chūxiàn fāgāoshāo de zhèngzhuàng, yào jíshí gàosu wǒmen.]

1) 온몸

☐ 고열	☐ 高烧 [gāoshāo]
☐ 고열이 남	☐ 发高烧 [fāgāoshāo]
☐ 고열이 내리지 않음	☐ 高烧不退 [gāoshāo bútuì] / 高热不退 [gāorè bútuì]
☐ 궤양	☐ 溃疡 [kuìyáng]
☐ 근육 경련	☐ 抽搐 [chōuchù]
☐ 농양	☐ 脓肿 [nóngzhǒng]
☐ 농포	☐ 脓疱 [nóngpào]
☐ 다한 / 땀이 많이 남	☐ 多汗 [duōhàn]
☐ 땀이 남	☐ 出汗 [lěnghàn] / 冒汗 [màohàn]
☐ 떨림	☐ 颤抖 [chàndǒu] / 哆嗦 [duōsuō]
☐ 마비	☐ 麻痹 [mábì]
☐ 면역력 저하	☐ 免疫力下降 [miǎnyìlì xiàjiàng]/ 免疫力降低 [miǎnyìlì jiàngdī]
☐ 몸살 / 온몸이 쑤심	☐ 浑身酸痛 [húnshēn suāntòng]
☐ 몸서리	☐ 寒战 [hánzhàn]
☐ 무기력	☐ 无力 [wúlì]
☐ 미열	☐ 发低烧 [fādīshāo]
☐ 반신불수	☐ 瘫痪 [tānhuàn]
☐ 발열 / 열이 남	☐ 发热 [fārè] / 发烧 [fāshāo]
☐ 부종	☐ 浮肿 [fúzhǒng] /水肿 [shuǐzhǒng]
☐ 빈혈	☐ 贫血 [pínxuè]
☐ 세균 감염	☐ 细菌感染 [xìjūn gǎnrǎn]
☐ 쇼크	☐ 休克 [xiūkè]
☐ 쉽게 피로함	☐ 容易疲劳 [róngyì píláo]
☐ 식은땀이 남	☐ 出冷汗 [chūlěnghàn] / 冒冷汗 [màolěnghàn]
☐ 신경통	☐ 神经痛 [shénjīngtòng]
☐ 어혈	☐ 瘀血 [yūxuè]

☐ 염증	☐ 发炎 [fāyán]
☐ 저체온증	☐ 体温过低 [tǐwēn guòdī]
☐ 저혈당증	☐ 低血糖症 [dīxuètángzhèng]
☐ 쥐가 남 / 근육 경련	☐ 抽筋 [chōujīn]
☐ 체중 감소	☐ 体重减轻 [tǐzhòng jiǎnqīng]
☐ 피로	☐ 疲劳 [píláo]
☐ 피부가 창백함	☐ 皮肤苍白 [pífū cāngbái]
☐ 황달	☐ 黄疸 [huángdǎn]

2) 뇌

□ 간질	□ 癫痫 [diānxián]
□ 깊은 혼수(deep coma)	□ 深昏迷 [shēnhūnmí]
□ 노인성 치매	□ 老年性痴呆 [lǎoniánxìngchīdāi]
□ 두통	□ 头痛 [tóutòng]
□ 뒷골이 당김	□ 后脑发僵 [hòunǎo fājiāng]
□ 머리가 깨질 듯 아파요	□ 头痛得就像要裂开似的 [tóu tòng dé jiù xiàng yào lièkāi shìde]
□ 머리가 무거워요	□ 头发沉 [tóu fāchén]
□ 머리가 어질어질해요	□ 头晕乎乎的 [tóu yùnhūhūde]
□ 머리가 지끈지끈해요	□ 头刺痛 [tóu cìtòng]
□ 반혼수(semicoma)	□ 轻昏迷 [qīnghūnmí] / 半昏迷 [bànhūnmí]
□ 불면	□ 失眠 [shīmián]
□ 수면 장애	□ 睡眠障碍 [shuìmián zhàngài]
□ 우울	□ 忧郁 [yōuyù] / 抑郁 [yìyù]
□ 울화 / 심화	□ 心火 [xīnhuǒ]
□ 의식불명 / 혼미	□ 昏迷 [hūnmí]
□ 의식상실	□ 意识丧失 [yìshí sàngshī]
□ 의식이 흐릿함	□ 意识模糊 [yìshí móhú]
□ 의식 장애	□ 意识障碍 [yìshí zhàngài]
□ 잠들기 어려움	□ 入睡困难 [rùshuì kùnnan]
□ 치매	□ 痴呆 [chīdāi]
□ 현기증 / 어지러움	□ 眩晕 [xuànyùn]

3) 목 · 머리

□ 가래 / 객담	□ 咳痰 [kétán]
□ 객혈 / 각혈	□ 咳血 [kéxiě] / 咯血 [kǎxiě]
□ 기침	□ 咳嗽 [késou]
□ 머리에 혹이 났어요	□ 头上长了个包 [tóushang zhǎng le ge bāo]
□ 목을 돌릴 수 없어요	□ 脖子不能转动 [bózi bùnéng zhuǎndòng]
□ 목이 바싹 말라요	□ 嗓子干了 [sǎngzi gān le]
□ 목이 쉼 / 목이 잠김	□ 声音嘶哑 [shēngyīn sīyǎ]
□ 산후탈모	□ 产后脱发 [chǎnhòu tuōfà]
□ 삼킴 장애 / 연하곤란	□ 吞咽困难 [tūnyān kùnnan]
□ 안색이 어두움	□ 面色灰暗 [miànsè huīàn]
□ 안색이 창백함	□ 面色苍白 [miànsè cāngbái]
□ 얼굴이 부음	□ 面部浮肿 [miànbù fúzhǒng]
□ 원형 탈모증	□ 斑秃 [bāntū]
□ 음식 삼킬 때 목이 아파요	□ 吞咽食物时，嗓子疼 [tūnyān shíwù shí, sǎngzi téng]
□ 탈모	□ 脱发 [tuōfà]
□ 편도선이 부음	□ 扁桃体肿大 [biǎntáotǐ zhǒng dà]
□ 편두통	□ 偏头痛 [piāntóutòng]

4) 눈

□ 각막염	□ 角膜炎 [jiǎomóyán]
□ 각막혼탁	□ 角膜混浊 [jiǎomó húnzhuó]
□ 근시	□ 近视 [jìnshì]
□ 난시	□ 散光 [sǎnguāng]
□ 눈 부심	□ 畏光 [wèiguāng]
□ 눈 흰자위가 노래짐	□ 眼白发黄 [yǎnbái fāhuáng]
□ 눈 흰자위가 빨개짐	□ 眼白发红 [yǎnbái fāhóng]
□ 눈곱이 낌	□ 有眼屎 [yǒu yǎnshǐ]
□ 눈곱이 많이 낌	□ 眼屎多 [yǎnshǐ duō]
□ 눈에 이물감이 있음	□ 眼内有异物感 [yǎnnèi yǒu yìwùgǎn]
□ 눈을 계속 깜빡거림	□ 不断眨眼 [búduàn zhǎyǎn]
□ 눈이 가려움	□ 眼睛痒 [yǎnjing yǎng]
□ 눈이 건조함	□ 眼干 [yǎngān]
□ 눈이 아픔	□ 眼痛 [yǎntòng]
□ 눈이 충혈됨	□ 眼睛充血 [yǎnjing chōngxuè]
□ 눈이 침침함	□ 眼花 [yǎnhuā]
□ 눈이 피로함	□ 眼睛疲劳 [yǎnjing píláo]
□ 다래끼 / 맥립종	□ 针眼 [zhēnyan] / 麦粒肿 [màilìzhǒng]
□ 복시	□ 复视 [fùshì]
□ 사물이 두 개로 보임	□ 看东西有重影 [kàn dōngxi yǒu chóngyǐng]
□ 사시	□ 斜视 [xiéshì]
□ 수정체 혼탁	□ 晶状体混浊 [jīngzhuàngtǐ húnzhuó]
□ 시력 장애	□ 视力障碍 [shìlì zhàngài]
□ 안검하수	□ 眼睑下垂 [yǎnjiǎn xiàchuí]
□ 안구돌출	□ 眼球突出 [yǎnqiú tūchū]

☐ 안압이 높음	☐ 高眼压 [gāoyǎnyā]
☐ 안압이 상승함	☐ 眼压升高 [yǎnyā shēnggāo]
☐ 야맹증	☐ 夜盲 [yèmáng]
☐ 원시	☐ 远视 [yuǎnshì]
☐ 충혈안	☐ 红眼 [hóngyǎn]
☐ 홍채 염증	☐ 虹膜发炎 [hóngmó fāyán]

5) 코

□ 누런 콧물이 남	□ 流黄鼻涕 [liú huángbítì]
□ 딸기코	□ 酒糟鼻 [jiǔzāobí]
□ 맑은 콧물이 남	□ 流清鼻涕 [liú qīngbítì]
□ 비염	□ 鼻炎 [bíyán]
□ 입을 벌리고 숨을 쉼	□ 张口呼吸 [zhāngkǒu hūxī]
□ 재채기를 함	□ 打喷嚏 [dǎpēntì]
□ 코가 간질간질해요	□ 鼻子痒痒的 [bízi yǎngyǎngde]
□ 코가 헐었어요	□ 鼻子烂了 [bízi làn le]
□ 코골이	□ 打呼噜 [dǎhūlu] / 打鼾 [dǎhān]
□ 코를 훌쩍거림	□ 抽鼻涕 [chōu bítì]
□ 코막힘	□ 鼻塞 [bísāi] / 鼻子不通气 [bízi bùtōngqì]
□ 코피가 남	□ 流鼻血 [liú bíxiě]
□ 콧물이 남	□ 流鼻涕 [liú bítì]
□ 후각소실 / 후각 장애	□ 嗅觉丧失 [xiùjué sàngshī]

6) 귀

□ 귀가 가려움	□ 耳痒 [ěryǎng]
□ 귀가 멍멍함	□ 耳朵嗡嗡响 [ěrduo wēngwēngxiǎng]
□ 귀가 아픔	□ 耳痛 [ěrtòng]
□ 귀가 울림 / 이명	□ 耳鸣 [ěrmíng]
□ 귀가 잘 들리지 않음	□ 耳背 [ěrbèi] / 重听 [zhòngtīng]
□ 귀먹음 / 난청	□ 耳聋 [ěrlóng]
□ 귀에서 고름이 나옴	□ 耳朵内流脓水 [ěrduo nèi liú nóngshuǐ]
□ 귀에 이물질이 들어감	□ 耳朵进异物 [ěrduo jìn yìwù]
□ 귀지가 많음	□ 耳垢多 [ěrgòu duō]
□ 귓물 / 이루	□ 耳漏 [ěrlòu]
□ 당나귀귀	□ 招风耳 [zhāofēng'ěr]
□ 청력감퇴	□ 听力减退 [tīnglì jiǎntuì]
□ 청력 장애	□ 听觉障碍 [tīngjué zhàng'ài]
□ 청력저하	□ 听力下降 [tīnglì xiàjiàng]
□ 환청	□ 幻听 [huàntīng]

7) 구강

□ 구취 / 입냄새	□ 口臭 [kǒuchòu]
□ 누런 치아	□ 牙齿发黄 [yáchǐ fāhuáng]
□ 이 때운 것이 떨어짐	□ 充填物脱落 [chōngtiánwù tuōluò]
□ 이가 반이 나갔어요	□ 牙齿断了一半 [yáchǐ duàn le yíbàn]
□ 이가 비뚤게 났어요	□ 牙长歪了 [yá zhǎngwāi le]
□ 이가 빠짐	□ 牙齿脱落 [yáchǐ tuōluò]
□ 이가 시림	□ 牙齿酸痛 [yáchǐ suāntòng]
□ 이가 흔들림	□ 牙齿松动 [yáchǐ sōngdòng]
□ 이갈이	□ 磨牙 [móyá]
□ 이를 뽑고 피가 멈추지 않음	□ 拔牙后出血不止 [báyá hòu chūxuè bùzhǐ]
□ 이 사이가 벌어짐	□ 牙齿缝隙大 [yáchǐ fèngxì dà]
□ 입안이 마름 / 구강건조	□ 口干舌燥 [kǒugānshézào]
□ 입 안이 헒	□ 口腔溃疡 [kǒuqiāng kuìyáng] / 口疮 [kǒuchuāng]
□ 입이 마름	□ 口干 [kǒugān]
□ 잇몸에서 피가 남	□ 牙龈出血 [yáyín chūxuè]
□ 잇몸이 부음	□ 牙龈肿胀 [yáyín zhǒngzhàng]
□ 잇몸이 아픔 / 잇몸통증	□ 牙龈痛 [yáyín tòng]
□ 잇몸이 패임 / 치은퇴축	□ 牙龈萎缩 [yáyín wěisuō]
□ 충치	□ 龋齿 [qǔchǐ] / 蛀牙 [zhùyá] / 虫牙 [chóngyá]
□ 치통	□ 牙疼 [yáténg] / 牙痛 [yátòng]
□ 하품을 함	□ 打哈欠 [dǎhāqiàn]
□ 혀가 부음	□ 舌头肿大 [shétou zhǒngdà]

8) 사지

□ 곤봉지 / 손가락이나 발가락 끝이 곤봉처럼 뭉툭해짐	□ 杵状指 [chǔzhuàngzhǐ]
□ 관절 탈구	□ 关节脱位 [guānjié tuōwèi]
□ 다리를 펼 수 없어요	□ 伸不直腿 [shēnbuzhí tuǐ]
□ 다리를 절뚝거림	□ 跛行 [bǒxíng]
□ 다리와 발이 부음	□ 腿脚浮肿 [tuǐjiǎo fúzhǒng]
□ 발목을 삠	□ 脚脖子扭伤 [jiǎobózi niǔshāng]
□ 손가락을 삠	□ 手指扭伤 [shǒuzhǐ niǔshāng]
□ 손목골절	□ 手腕骨折 [shǒuwàn gǔzhé]
□ 손바닥에서 땀이 잘 남	□ 手心总出汗 [shǒuxīn zǒng chūhàn]
□ 손발 근육통	□ 手脚肌肉痛 [shǒujiǎo jīròutòng]
□ 손발 마비	□ 手脚麻木 [shǒujiǎo mámù]
□ 손발이 참	□ 手脚冰凉 [shǒujiǎo bīngliáng]
□ 손발 저림	□ 手脚发麻 [shǒujiǎo fāmá]
□ 손에 쥐가 남	□ 手抽筋 [shǒu chōujīn]
□ 손을 구부릴 수 없음	□ 手不能弯曲 [shǒu bùnéng wānqū]
□ 손을 높이 들 수 없음	□ 手不能举高 [shǒu bùnéng jǔgāo]
□ 손을 들 때 어깨가 아픔	□ 抬手时肩痛 [táishǒushí jiāntòng]
□ 어깨 결림	□ 肩膀酸痛 [jiānbǎng suāntòng]
□ 종아리 경련 / 쥐	□ 小腿抽筋 [xiǎotuǐ chōujīn]
□ 종아리가 부음	□ 小腿发胀 [xiǎotuǐ fāzhàng]
□ 팔다리 움직임이 불편함	□ 手脚不灵 [shǒujiǎo bùlíng]
□ 팔이 빠졌어요	□ 胳膊脱臼了 [gēbo tuōjiù le]

9) 흉부

□ 가쁜 호흡 / 빠른 호흡	□ 呼吸急促 [hūxī jícù]
□ 가슴이 답답함	□ 胸闷 [xiōngmèn]
□ 가슴이 두근거림 / 심계항진	□ 心悸 [xīnjì] / 心慌 [xīnhuāng]
□ 가슴통증 / 흉통	□ 胸痛 [xiōngtòng]
□ 누웠을 때 호흡 곤란이 심해짐	□ 平卧时呼吸困难加重 [píngwòshí hūxīkùnnan jiāzhòng]
□ 딸꾹질	□ 呃逆 [ènì] / 打嗝儿 [dǎgér]
□ 마른기침 / 가래 없는 기침	□ 干咳 [gānké]
□ 수포음 / 라셀음	□ 湿啰音 [shīluóyīn] / 水泡音 [shuǐpàoyīn]
□ 숨 쉴 때 콧구멍을 벌름거림 / 비익 확장	□ 鼻翼煽动 [bíyì shāndòng] / 鼻煽 [bíshān]
□ 숨을 헐떡거림	□ 喘息 [chuǎnxī]
□ 숨이 참 / 숨이 가쁨	□ 气短 [qìduǎn]
□ 심장박동수 감소	□ 心率过缓 [xīnlǜ guòhuǎn]
□ 심장박동수 증가	□ 心率过快 [xīnlǜ guòkuài]
□ 쌕쌕거림 / 천명	□ 哮鸣音 [xiàomíngyīn]
□ 피를 토함 / 각혈	□ 咯血 [kǎxiě] / 咳血 [kéxiě]
□ 협심증	□ 心绞痛 [xīnjiǎotòng]
□ 호흡곤란	□ 呼吸困难 [hūxīkùnnan]
□ 호흡음이 거침	□ 呼吸音粗糙 [hūxīyīn cūcāo]

10) 복부

□ 거식증 / 입맛 없음	□ 厌食 [yànshí]
□ 구토	□ 呕吐 [ǒutù]
□ 대변 실금	□ 大便失禁 [dàbiàn shījìn]
□ 메스꺼움 / 오심	□ 恶心 [ěxin]
□ 물똥	□ 水样便 [shuǐyàngbiàn]
□ 묽은 변	□ 稀便 [xībiàn]
□ 방귀가 잦음	□ 放屁频频 [fàngpì pínpín] / 排气多 [páiqì duō]
□ 배가 꾸르륵 거려요	□ 肚子咕噜咕噜响 [dùzi gūlugūlu xiǎng]
□ 배가 더부룩함	□ 肚子胀 [dùzi zhàng]
□ 배에서 소리가 남 / 장명	□ 肠鸣 [chángmíng]
□ 배탈이 남	□ 闹肚子 [nàodùzi]
□ 변비	□ 便秘 [biànmì]
□ 복부 경직	□ 腹部僵硬 [fùbù jiāngyìng]
□ 복부 통증 / 복통	□ 腹痛 [fùtòng]
□ 복부 팽만	□ 腹部膨胀 [fùbù péngzhàng] = 腹胀
□ 설사	□ 腹泻 [fùxiè] / 拉肚子 [lādùzi]
□ 설사와 변비가 반복됨	□ 腹泻与便秘交替 [fùxiè yǔ biànmì jiāotì]
□ 소화불량	□ 消化不良 [xiāohuà bùliáng]
□ 식욕감퇴	□ 食欲减退 [shíyù jiǎntuì]
□ 식욕부진	□ 食欲不振 [shíyù búzhèn]
□ 식욕저하	□ 食欲下降 [shíyù xiàjiàng]
□ 아랫배 통증	□ 下腹疼痛 [xiàfù téngtòng]
□ 위가 쓰려요	□ 胃火辣辣地疼 [wèi huǒlàlàde téng]
□ 위경련	□ 胃痉挛 [wèijìngluán]

□ 위산결핍	□ 胃酸缺乏 [wèisuān quēfá]
□ 위산과다	□ 胃酸过多 [wèisuān guòduō]
□ 잔변감	□ 排便不尽感 [páibiàn bújìngǎn]
□ 점액변	□ 粘液便 [niányèbiàn]
□ 직장 출혈	□ 直肠出血 [zhícháng chūxiě]
□ 진흙색 변 / 회색변	□ 粘土样便 [niántǔyàngbiàn]
□ 트림	□ 嗳气 [ǎiqì] / 打嗝儿 [dǎgér]
□ 헛구역질	□ 干呕 [gānǒu]
□ 헛배부름	□ 肚子胀得慌 [dùzi zhàngdehuang]
□ 혈변	□ 血便 [xuèbiàn]
□ 흑변	□ 黑便 [hēibiàn]

11) 방광

□ 급뇨 / 요절박 / 소변을 참지 못함	□ 尿急 [niàojí]
□ 다뇨(증) / 배뇨 증가	□ 多尿 [duōniào]
□ 단백뇨	□ 蛋白尿 [dànbáiniào]
□ 무뇨	□ 无尿 [wúniào]
□ 방광 팽만	□ 膀胱膨胀 [pángguāng péngzhàng]
□ 배뇨곤란	□ 排尿困难 [páiniào kùnnan]
□ 배뇨통	□ 尿痛 [niàotòng]
□ 빈뇨(증) / 삭뇨증	□ 尿频 [niàopín]
□ 소변 마지막의 혈뇨	□ 终末血尿 [zhōngmò xuèniào]
□ 소변감소(증) / 핍뇨	□ 少尿 [shǎoniào]
□ 야간뇨 / 야뇨	□ 夜尿 [yèniào]
□ 요실금	□ 尿失禁 [niàoshījìn]
□ 잔뇨감 / 소변을 볼 때 개운하지 않음	□ 尿不尽感 [niào bújìngǎn]
□ 주간뇨	□ 昼尿 [zhòuniào]
□ 혈뇨	□ 血尿 [xuèniào]

12) 생식기

<여성>	<女性>
□ 골반통	□ 骨盆痛 [gǔpéntòng]
□ 난소낭종	□ 卵巢囊肿 [luǎncháo nángzhǒng]
□ 냉 / 백대하	□ 白带 [báidài]
□ 불임	□ 不孕 [búyùn]
□ 생리 불순	□ 月经不调 [yuèjīng bùtiáo]
□ 생리가 늦어짐	□ 经期推迟 [jīngqī tuīchí]
□ 생리가 빨라짐	□ 经期提前 [jīngqī tíqián]
□ 생리과다	□ 月经过多 [yuèjīng guòduō]
□ 생리과소	□ 月经过少 [yuèjīng guòshǎo]
□ 생리통	□ 痛经 [tòngjīng]
□ 유산	□ 流产 [liúchǎn]
□ 음부 가려움증	□ 阴部瘙痒 [yīnbù sàoyǎng]
□ 입덧	□ 孕吐 [yùntǔ]
□ 조산	□ 早产 [zǎochǎn]
□ 폐경	□ 闭经 [bìjīng]

<남성>	<男性>
□ 몽정	□ 遗精 [yíjīng]
□ 발기부전	□ 阳痿 [yángwěi]
□ 사정통	□ 射精痛 [shèjīngtòng]
□ 조루	□ 早泄 [zǎoxiè]
□ 혈정액	□ 血精 [xuèjīng]

13) 피부

□ 가려움증	□ 瘙痒 [sàoyǎng]
□ 검버섯	□ 老年斑 [lǎoniánbān]
□ 기미	□ 黄褐斑 [huánghèbān]
□ 두드러기	□ 荨麻疹 [xúnmázhěn]
□ 땀띠	□ 痱子 [fèizi]
□ 마른버짐 / 건선	□ 牛皮癣 [niúpíxuǎn] / 银屑病 [yínxièbìng]
□ 멍이 듦	□ 发青 [fāqīng]
□ 무좀	□ 脚气 [jiǎoqì]
□ 물집이 생김	□ 起泡 [qǐpào]
□ 발에 굳은살이 박혔어요	□ 脚上长了老茧 [jiǎoshang zhǎng le lǎojiǎn]
□ 발진	□ 皮疹 [pízhěn]
□ 백반(증) / 백납 / 백전풍	□ 白癜风 [báidiànfēng]
□ 사마귀	□ 疣子 [yóuzi]
□ 습진	□ 湿疹 [shīzhěn]
□ 아토피성 피부염	□ 异位性皮炎 [yìwèixìng píyán]
□ 여드름	□ 痤疮 [cuóchuāng] / 粉刺 [fěncì] 青春痘 [qīngchūndòu] / 痘痘 [dòudòu]
□ 옴	□ 疥螨病 [jièmǎnbìng] / 疥疮 [jièchuāng]
□ 입술이 텄어요	□ 嘴唇裂了 [zuǐchún liè le]
□ 점	□ 黑痣 [hēizhì]
□ 주근깨	□ 雀斑 [quèbān]
□ 티눈	□ 鸡眼 [jīyǎn]
□ 피부 알레르기	□ 皮肤过敏 [pífū guòmǐn]

※ 참고

<우리말 바로쓰기>

사람의 몸과 관련된 용어는 우리 생활에서 빈번하게 사용되다 보니 동일한 부위에 대해 다양한 명칭이 있는 경우가 많고, 또한 일상생활에서 관습적으로 잘못 사용되고 있는 표현도 있습니다. 몸과 관련된 표현 가운데 일상생활에서 잘못 사용되고 있거나 혼동하기 쉬운 말을 알아봅시다.

① 콧망울(X) → 콧방울(○)

코끝 양쪽으로 둥글게 방울처럼 내민 부분을 '콧방울'이라고 하며, 코끝 양옆에 날개 모양으로 펼쳐져 있다고 해서 '비익(鼻翼)'으로 불리기도 합니다. '눈망울'이나 '꽃망울' 등의 표현과 혼동하여 '콧망울'이라고 사용하는 경우가 많지만 '콧방울'이 바른 표현입니다. 일상생활에서는 콧방울 대신 '콧볼'이나 '코평수' 등의 표현을 사용하기도 하지만 사전에 올라 있는 정식 표현은 '콧방울'입니다.

② 귓볼(X) → 귓불(○)

귓바퀴의 아래쪽에 늘어진 살을 '귓불'이라고 합니다. 흔히 '귓볼'로 사용하는 경우가 많은데, 이것은 잘못된 표현입니다. '귓불'은 '귀'와 '불'의 합성어로, '불'은 도톰하게 늘어진 살을 의미합니다. 귓불과 같은 말로 귓밥이 있는데, 귓밥은 '귀지'의 의미로 잘못 사용되는 경우가 많습니다. 귓밥은 귓불과 같은 의미이며, 귓구멍 속에 낀 때는 '귀지'라고 해야 합니다.

③ 눈꼬리(X) → 눈초리(○)

흔히들 눈모양을 말할 때 '눈꼬리가 올라갔다', '눈꼬리가 쳐졌다'라는 표현을 사용합니다. 이처럼 양쪽 눈의 바깥쪽 끝부분을 가리켜 '눈꼬리'라고 하는 경우가 많은데, '눈초리'가 바른 표현입니다. 눈초리는 '눈'과 '초리'의 합성어로, '초리'는 물체의 가늘고 뾰족한 끝 부분을 가리킵니다.

④ 눈꼽(X) → 눈곱(○)

'눈곱'이 실제 발음에서 '눈꼽'으로 발음되기 때문에 '눈꼽'으로 잘못 알고 사용하는 경우가 많습니다. 눈곱은 '눈'과 '곱'의 합성어로, 옛말에서 '곱'은 기름(동물의 지방)을 가리키던 말이었으나 점차 눈에서 나온 진액이 말라붙은 것을 가리킬 때도 쓰이게 되었습니다. 따라서 '눈곱'으로 표기해야 바른 표현입니다.

⑤ 복숭아뼈(X) → 복사뼈(○)

발목 부위에 둥글게 나온 뼈를 일컬어 '복사뼈'라고 합니다. 통속적으로 '복숭아뼈'라는 말도 같은 의미로 사용되지만 '발음이 비슷한 형태가 아무런 의미 차이 없이 함께 쓰일 때는 그중 널리 쓰이는 한 가지 형태만을 표준어로 삼는다'는 표준어 규정에 따라 '복사뼈'만 표준어로 사용되고 있습니다. 단, 복숭아꽃과 복사꽃은 둘 다 사용 가능합니다.

Ⅱ.
진료과별

Ⅱ. 진료과별

제II장에서는 진료과별 대화와 독해 지문을 통해 각종 의료 용어를 익히고 중국어 표현 연습을 합니다. 본격적인 학습에 앞서 의료 시스템 전반에 대해 간단히 살펴봅시다.

(1) 한국의 의료기관 구분

우리나라에서는 진료과목과 병상수에 따라 의료기관을 크게 1차, 2차, 3차 의료기관으로 구분합니다.

1차 의료기관	- 의원, 보건소, 보건지소, 보건진료소, 모자보건센터, 조산소 - 의원: 주로 외래 환자에 대해 의료를 행하는 소형 의료기관
2차 의료기관	-'병원급' 전문 치료기관 - 병원: 입원 환자 30인 이상을 수용할 수 있는 시설을 갖춘 중형급 의료기관 - 4개과 이상의 진료과목을 갖추고 있으며, 전문의가 외래 및 입원 환자를 진료할 수 있는 시설과 보조 인력이 있는 의료기관
3차 의료기관	- 500개 이상의 병상을 갖춘 의과대학 부속병원이나 종합병원 - 중증 환자를 진료하는 의료기관

▶ 종합병원

- 입원 환자 100인 이상을 수용할 수 있는 시설을 갖추어야 함
- 진료과목으로 내과, 일반외과, 소아과, 산부인과, 진단방사선과, 마

취과, 임상병리과 또는 해부병리과와 정신과 및 치과가 있어야 함
- 각 과마다 필요한 전문의를 갖추어야 함

▶ 종합전문요양기관

- 종합병원 중 시설, 장비, 인력 등을 고려하여 별도 지정하며, 주로 대학부속병원이 해당함

(2) 중국의 의료기관 구분

중국에서는 규모, 시설, 기능에 따라 의료기관을 1, 2, 3급(级) 병원으로 나누고, 서비스, 기술, 경영 수준 등에 따라 모든 급의 병원을 다시 갑(甲), 을(乙), 병(丙)의 3등급으로 나눕니다.

1급 병원 一级医院	- 향(乡), 진(镇), 가도(街道)의 의원, 보건소, 병원 - 지역주민에게 예방, 의료, 보건, 재활 등 서비스 제공
2급 병원 二级医院	- 현(县) · 구(区)급 및 일부 시(市)급 병원 - 의료기술, 시설 등 면에서 1급 병원보다 우수하고 비교적 종합적인 의료서비스를 제공 - 교육과 연구를 일부 담당
3급 병원 三级医院	- 성(省) · 직할시(直辖市)급 병원, 의과대학 부속병원 - 의료기술, 시설 등이 1, 2급 병원보다 우수함 - 전문 의료서비스를 제공하고 의과대학의 교육 및 연구를 담당

(3) 의사의 구분

수련의, 인턴 实习医生 [shíxíyīshēng]	- 의과대학을 졸업하고 의사면허를 받은 뒤 1년에 걸쳐 임상 수련을 받는 과정 - 수련의 과정 지정병원에서 전 과목에 걸쳐 순환근무를 하며 임상 수련을 받음
전공의, 레지던트 住院医生 [zhùyuànyīshēng]	- 인턴을 마친 뒤 전공과목을 정해 4년에 걸쳐 전문적인 임상 수련을 받음
전문의 专业医生 [zhuānyèyīshēng]	- 전공의 과정을 거친 후 전문의 자격 인증시험에 합격한 특정 분야의 전문성을 갖춘 의사 - 전문의 자격증 취득 후 종합병원에 취업을 하거나 개원을 해서 개업의가 되기도 함
일반의 普通医生 [pǔtōngyīshēng]	- 의과대학을 졸업해 의사 국가고시에 합격한 의사 - 1차 진료 의사라 불리며 인턴 과정까지 이수한 이들이 많음

(4) 환자의 구분

입원 환자 住院病人 [zhùyuànbìngrén]	- 진단이나 치료를 위해 병원에 들어간 환자
외래 환자, 통원 환자 门诊病人 [ménzhěnbìngrén]	- 병원에 입원하지 않고 진단이나 치료를 받는 환자
응급 환자 急诊病人 [jízhěnbìngrén]	- 증세가 위급하여 응급 치료가 필요한 환자

(5) 진료과의 구분

현대 의학의 발전에 따라 진료과가 세분화되어 다양한 전문과목이 많이 생기게 되었습니다. 병원에 따라 진료과를 다르게 구분하거나 조금 다른 명칭을 사용하기도 합니다.

▶ 진료과 선택하기

☞ 어느 과를 접수하실 건가요?
您要挂哪一科？ [Nín yào guà nǎ yì kē?]

☞ 외과 에 접수하려고 합니다.
我要挂 外科 。 [Wǒ yào guà wàikē.]

☞ 어느 과에서 진찰 받으실 건가요?
请问您看哪科？ [Qǐngwèn nín kàn nǎ kē?]

☞ 내과 에서 진찰을 받으려고 합니다.
我要看 内科 。 [Wǒ yào kàn nèikē.]

□ 내과	□ 内科 [nèikē]
➢ 감염내과	➢ 感染内科 [gǎnrǎnnèikē]
➢ 내분비대사내과	➢ 内分泌代谢内科 [nèifēnmìdàixiènèikē]
➢ 류머티즘내과	➢ 风湿内科 [fēngshīnèikē]
➢ 소화기내과	➢ 消化内科 [xiāohuànèikē]
➢ 순환기내과	➢ 循环内科 [xúnhuánnèikē]
➢ 신장내과	➢ 肾脏内科 [shènzàngnèikē]
➢ 심장내과	➢ 心脏内科 [xīnzàngnèikē]
➢ 알레르기내과	➢ 过敏科 [guòmǐnkē]
➢ 혈액종양내과	➢ 血液肿瘤内科 [xuèyèzhǒngliúnèikē]
➢ 호흡기내과	➢ 呼吸内科 [hūxīnèikē]
□ 외과 / 일반외과	□ 外科 [wàikē] / 普通外科 [pǔtōngwàikē]
➢ 성형외과	➢ 整形外科 [zhěngxíngwàikē] 整容外科 [zhěngróngwàikē]
➢ 신경외과	➢ 神经外科 [shénjīngwàikē]
➢ 심장외과	➢ 心脏外科 [xīnzàngwàikē]
➢ 유방내분비외과	➢ 乳房内分泌外科 [rǔfángnèifēnmìwàikē]
➢ 이식외과	➢ 移植外科 [yízhíwàikē]
➢ 정형외과	➢ 骨科 [gǔkē]
➢ 혈관외과	➢ 血管外科 [xuèguǎnwàikē]
➢ 흉부외과	➢ 胸心血管外科 [xiōngxīnxuèguǎnwàikē] 胸部外科 [xiōngbùwàikē]
□ 가정의학과	□ 家庭医学科 [jiātíngyīxuékē]
□ 결핵과	□ 结核科 [jiéhékē]
□ 마취과	□ 麻醉科 [mázuìkē]
□ 마취통증의학과	□ 麻醉疼痛医学科 [mázuìténgtòngyīxuékē]

□ 방사선종양학과	□ 放射肿瘤科 [fàngshèzhǒngliúkē]
□ 비뇨기과	□ 泌尿科 [mìniàokē]
□ 산부인과	□ 妇产科 [fùchǎnkē]
□ 부인과	□ 妇科 [fùkē]
□ 소아과	□ 儿科 [érkē] / 小儿科[xiǎoérkē]
□ 신경과	□ 神经科 [shénjīngkē]
□ 안과	□ 眼科 [yǎnkē]
□ 응급의학과	□ 急救医学科 [jíjiùyīxuékē] / 急诊科 [jízhěnkē]
□ 이비인후과	□ 耳鼻喉科 [ěrbíhóukē]
□ 임상병리과	□ 临床病理科 [línchuángbìnglǐkē]
□ 재활의학과	□ 康复医学科 [kāngfùyīxuékē]
□ 정신과	□ 精神科 [jīngshénkē]
□ 진단검사의학과	□ 检验医学科 [jiǎnyànyīxuékē]
□ 영상의학과	□ 影像医学科 [yǐngxiàngyīxuékē] 放射科 [fàngshèkē]
□ 치과	□ 牙科 [yákē] / 口腔科 [kǒuqiāngkē]
□ 피부과	□ 皮肤科 [pífūkē]
□ 항문과	□ 肛门科 [gāngménkē]
□ 핵의학과	□ 核医学科 [héyīxuékē]

1. 내과 (内科)

내과는 의료 영역에서 가장 근간이 되고 범위가 넓은 분야입니다. 수술적인 치료로 질병을 진단하는 외과와 달리, 주로 약물 등 수술 외적 방법으로 질병을 진단하고 치료합니다.

우리 몸의 모든 부위가 내과의 범주에 속할 수 있기 때문에 다른 진료과와 많은 부분에서 중복될 수 있습니다. 따라서 내과는 다시 여러 개의 하위 분과로 나뉘어 세분화, 전문화된 진단과 치료가 이루어지고 있습니다.

하위 진료과로는 소화기내과, 순환기내과, 호흡기내과, 내분비대사내과, 신장내과, 심장내과, 혈액종양내과, 감염내과, 알레르기내과, 류머티즘내과 등이 있습니다. 이들 진료과에서 감기(感冒 [gǎnmào]), 천식(哮喘 [xiàochuǎn]), 폐렴(肺炎 [fèiyán]), 결핵(结核 [jiéhé]), 위염(胃炎 [wèiyán]), 위궤양(胃溃疡 [wèikuìyáng]), 장염(肠炎 [chángyán]), 식중독(食物中毒 [shíwùzhòngdú]), 고혈압(高血压 [gāoxuèyā]), 협심증(心绞痛 [xīnjiǎotòng]), 부정맥(心律不齐 [xīnlǜbùqí]), 심근경색(心肌梗死 [xīnjīgěngsǐ]), 당뇨병(糖尿病 [tángniàobìng]), 비만(肥胖 [féipàng]), 골다공증(骨质疏松症 [gǔzhìshūsōngzhèng]) 등의 각종 질병을 두루 담당하고 있습니다.

1) 감기 (感冒)

(1) 회화

医生： 您好！您哪儿不舒服？

病人： 我头疼，发烧。

医生： 从什么时候开始发烧的？

病人： 从昨天开始就感觉发烧。

医生： 怎么开始的？

病人： 前天外出，遇上大雨，着凉了。

医生： 让我给您量一下体温。

38.5度。您感觉发冷吗？

病人： 昨天感觉有点发冷，今天只感到发热。

医生： 还有什么别的地方不舒服吗？

病人： 还有流鼻涕、鼻塞、嗓子发痒。

医生： 咳嗽吗？

病人： 有点干咳。

医生： 请张开嘴。您的扁桃体有点肿大。

您是不是全身酸痛、无力？

病人： 没有。

医生： 您只不过是普通感冒，不要紧的。

我给您打一针，开三天的药。

您回家好好儿休息几天，一定要多喝水。

▶ **Gǎnmào**

Yīshēng: Nín hǎo! Nín nǎr bù shūfu?

Bìngrén: Wǒ tóuténg, fāshāo.

Yīshēng: Cóng shénme shíhou kāishǐ fāshāo de?

Bìngrén: Cóng zuótiān kāishǐ jiù gǎnjué fāshāo.

Yīshēng: Zěnme kāishǐ de?

Bìngrén: Qiántiān wàichū, yùshang dàyǔ, zháoliáng le.

Yīshēng: Ràng wǒ gěi nín liáng yíxià tǐwēn.

Sānshíbā diǎn wǔ dù. Nín gǎnjué fālěng ma?

Bìngrén: Zuótiān gǎnjué yǒudiǎn fālěng, jīntiān zhǐ gǎndào fārè.

Yīshēng: Háiyǒu shénme biéde dìfang bù shūfu ma?

Bìngrén: Háiyǒu liú bítì, bísāi, sǎngzi fāyǎng.

Yīshēng: Késou ma?

Bìngrén: Yǒudiǎn gānké.

Yīshēng: Qǐng zhāngkāi zuǐ. Nín de biǎntáotǐ yǒudiǎn zhǒngdà.

Nín shìbushì quánshēn suāntòng, wúlì?

Bìngrén: Méiyǒu.

Yīshēng: Nín zhǐ búguò shì pǔtōng gǎnmào, búyàojǐn de.

Wǒ gěi nín dǎ yì zhēn, kāi sāntiān de yào.

Nín huíjiā hǎohāor xiūxi jǐ tiān, yídìng yào duō hēshuǐ.

(2) 단어 및 표현

□ 열이 나다	□ (口) 发烧 [fāshāo] / (医) 发热 [fārè]
➢ 고열이 나다	➢ 发高烧 [fāgāoshāo]
➢ 고열이 내리지 않다	➢ 高烧不退 [gāoshāo bútuì]
➢ 미열이 나다	➢ 发低烧 [fādīshāo]
□ 오한이 나다 / 오한이 들다	□ 发冷 [fālěng]
□ 감기에 걸리다 / 한기가 들다	□ 着凉 [zháoliáng]
□ 감기 / 감기에 걸리다	□ 感冒 [gǎnmào]
➢ 유행성감기 / 인플루엔자	➢ 流行性感冒 = 流感 [liúxíngxìnggǎnmào]
□ 콧물이 나다	□ 流鼻涕 [liú bítì]
➢ 맑은 콧물이 나오다	➢ 流清鼻涕 [liú qīngbítì]
➢ 누런 콧물이 나오다	➢ 流黄鼻涕 [liú huángbítì]
□ 코가 막히다	□ 鼻塞 [bísāi] / [bísè]
□ 목구멍 / 목소리 / 목청	□ (口) 嗓子 [sǎngzi]
□ 목구멍	□ (口) 喉咙 [hóulóng]
□ 인후	□ (医) 咽喉 [yānhóu]
□ 목	□ 脖子 [bózi]
□ 간지럽다 / 가렵다	□ 发痒 [fāyǎng]
□ 기침을 하다	□ 咳嗽 [késou]
□ 마른기침을 하다	□ 干咳 [gānké]
□ 벌리다	□ 张开 [zhāngkāi]
□ 편도선	□ 扁桃体 [biǎntáotǐ]
□ 붓다 / 부어오르다	□ 肿大 [zhǒngdà]
□ 쑤시다 / 시큰거리다	□ 酸痛 [suāntòng]
□ 힘이 없다 / 기운이 없다	□ 无力 [wúlì]
□ 괜찮다 / 별일 아니다	□ 不要紧 [búyàojǐn]
□ 주사를 놓다 / 주사를 맞다	□ 打针 [dǎzhēn]
□ 약을 처방하다	□ 开药 [kāiyào]

- 처방전을 작성하다
- 일주일분 약을 처방하다

- 开处方 [kāichǔfāng]
- 开七天的药

(3) 이해

[1] 您哪儿不舒服？
어디가 아프십니까? 어디가 불편하십니까?

→ 초진시 의사가 환자의 증상을 묻는 표현입니다. 환자의 상태를 파악하기 위해 상황에 따라 다음과 같은 질문을 할 수 있습니다.

① 환자의 증상 묻기

医生： 您有什么症状？

病人： 头晕、恶心、呕吐。

② 환자의 구체적인 증상 묻기

医生： 今天觉得好点了吗？

病人： 头疼得厉害。

医生： 怎么个疼法？

病人： 后脑像针刺一样疼。

③ 환자에게 병의 경과 묻기

医生： 今天您觉得怎么样？

病人： 我觉得好点了。
我觉得好多了。
我觉得跟昨天差不多。
我觉得头还有点儿疼。

④ 보호자에게 병의 경과 묻기

医生： 病人现在的情况怎么样？

家属： 她睡着了，刚才又吐了。

[2] 疼과 痛
아프다

→ '아프다'라는 감각을 표현할 때 '疼'과 '痛'은 비슷한 의미로 서로 바꾸어 사용할 수 있습니다. 그러나 일반적으로 '疼'은 구어에서 자주 사용되고, '痛'은 다른 어휘와 어울려 복합어를 구성할 때 주로 사용됩니다. '疼'과 '痛'이 합쳐져 '疼痛 [téngtòng] (통증, 아프다)'으로 쓰이기도 합니다.

① 구어

- 肚子疼。 / 肚子痛。
- 您不会疼的。 / 您不会痛的。

② 통증의 종류

> ☞ 어떤 통증이 느껴지십니까?
> 您觉得是什么样的疼痛?
> [Nín juéde shì shénmeyàng de téngtòng?]
>
> ☞ 찌르는 듯한 통증 입니다.
> 像是 刺痛 。 [Xiàng shì cìtòng.]

□ 찌르는 듯한 통증(pinching pain) / 쿡쿡 쑤시는 통증 / 자통	□ 刺痛 [cìtòng]
□ 화끈거리는 통증(burning pain)	□ 灼痛 [zhuótòng]
□ 무지근한 통증(dull pain) / 묵직한 느낌의 통증 / 둔통	□ 钝痛 [dùntòng]
□ 내장이 뒤틀리는 듯한 통증(colic) / 복부의 경련통 / 산통	□ 绞痛 [jiǎotòng]
➢ 협심증	➢ 心绞痛 [xīnjiǎotòng]
□ 쑤시는 통증(aching) / 시큰거림	□ 酸痛 [suāntòng]

☐ 방사통(radiating pain) (주변으로 퍼져나가는 통증)	☐ 放射性痛 [fàngshèxìngtòng]
☐ 압통(tenderness, 복부 진찰시 특정 부위를 누를 때 느끼는 통증)	☐ 压痛 [yātòng]
☐ 반발통(rebound tenderness) (복부진찰시 특정 부위를 눌렀다 재빨리 떼는 순간에 느끼는 통증)	☐ 反跳痛 [fǎntiàotòng]

[3] 着凉과 感冒
감기가 들다

→ '着凉'에서 '着'는 '(어떤 침입을) 받다. 당하다. 입다'라는 뜻으로, '着凉'은 우리말로 하면 '한기가 들다', '감기에 걸리다' 정도로 번역할 수 있습니다. 일상생활에서 중국인들은 가벼운 감기 증상에 대해 말할 때 '着凉'이란 표현을 자주 사용합니다. 예를 한 번 들어 볼까요?

① 昨晚着凉了，有点头疼。

② 昨晚睡觉着凉感冒了。

예문 ②에서처럼 着凉과 感冒를 연이어 쓰기도 하는데요. 着凉과 感冒는 구체적으로 어떤 차이가 있을까요?

의학 연구에 따르면, 감기를 일으키는 주범은 바이러스(病毒[bìngdú])로 알려져 있습니다. 즉, 각종 바이러스로 인해 콧물이 나고 재채기를 하는 증상을 보이는 것이 바로 '感冒'이고, 밤낮 또는 실내와 야외의 갑작스런 온도 변화로 인해 몸이 적응하지 못해 발생하는 것은 '着凉'이라고 할 수 있습니다.

(4) 독해 및 번역 연습

▶ 感冒

感冒分为“普通感冒”和“流行性感冒”两种。普通感冒是由多种病毒引起的呼吸道常见病，会有流鼻涕、鼻塞、咳嗽、咽部发痒等症状。流行性感冒是由流感病毒引起的急性呼吸道传染病。病毒存在于病人的呼吸道中，在病人咳嗽、打喷嚏时经飞沫传染给别人。流感症状影响全身，包括咳嗽、鼻塞、发热、发冷、出汗、全身酸痛、头痛、肌肉痛、疲倦乏力、食欲不振等，严重时会引起肺炎及其他并发症，可能致命。

感冒属于自愈性疾病，在没有并发症的情况下，一般不需要用抗生素治疗，但对于伴有慢性疾病的老年人、婴幼儿患者，如果咽炎、扁桃体炎明显，体温和白细胞增高，可考虑选用适当的抗生素。发热病人应卧床休息，保证足够睡眠，多喝温开水。体温超过38.5度以上，可适当服用退烧药。因为没有特效药，感冒主要针对症状进行治疗。发烧、怕冷、肌肉及关节痛，可用解热止痛药如阿司匹林。

▶ Gǎnmào

Gǎnmào fēnwéi 'pǔtōng gǎnmào' hé 'liúxíngxìng gǎnmào' liǎngzhǒng. Pǔtōng gǎnmào shì yóu duō zhǒng bìngdú yǐnqǐ de hūxīdào chángjiànbìng, huì yǒu liúbítì, bísāi, késou, yānbù fāyǎng děng zhèngzhuàng. Liúxíngxìng gǎnmào shì yóu liúgǎn bìngdú yǐnqǐ de jíxìng hūxīdào chuánrǎnbìng. Bìngdú cúnzàiyú bìngrén de hūxīdào zhōng, zài bìngrén késou, dǎpēntì shí jīng fēimò chuánrǎn gěi biérén. Liúgǎn zhèngzhuàng yǐngxiǎng quánshēn, bāokuò késou, bísāi, fārè, fālěng, chūhàn, quánshēn suāntòng, tóutòng, jīròutòng, píjuàn fálì, shíyù búzhèn děng, yánzhòng shí huì yǐnqǐ fèiyán jí qítā bìngfāzhèng, kěnéng zhìmìng.

Gǎnmào shǔyú zìyùxìng jíbìng, zài méiyǒu bìngfāzhèng de qíngkuàng xià, yìbān bù xūyào yòng kàngshēngsù zhìliáo, dàn duìyú bànyǒu mànxìng jíbìng de lǎoniánrén, yīngyòuér huànzhě, rúguǒ yānyán, biǎntáotǐyán míngxiǎn, tǐwēn hé báixìbāo zēnggāo, kě kǎolǜ xuǎnyòng shìdàng de kàngshēngsù. Fārè bìngrén yīng wòchuáng xiūxi, bǎozhèng zúgòu shuìmián, duō hē wēnkāishuǐ. Tǐwēn chāoguò sānshíbā diǎn wǔ dù yǐshàng, kě shìdàng fúyòng tuìshāoyào. Yīnwèi méiyǒu tèxiàoyào, gǎnmào zhǔyào zhēnduì zhèngzhuàng jìnxíng zhìliáo. Fāshāo, pàlěng, jīròu jí guānjiétòng, kě yòng jiěrèzhǐtòngyào rú āsīpīlín.

2) 폐렴 (肺炎)

(1) 회화

医生： 您怎么了?

病人： 我不停地咳嗽。真是受不了。

医生： 什么时候开始咳嗽的?

病人： 上周二开始的，但是从前天起加重了。

医生： 咳嗽时，有痰吗?

病人： 有。

医生： 是什么颜色的?

病人： 是黄色的。

医生： 痰里带血吗?

病人： 不。

医生： 胸口疼吗?

病人： 咳嗽厉害时胸口疼。

医生： 我来给您听听肺吧。

病人： 好。

医生： 请躺在床上，解开衬衣。

来，吸气，呼气。

您的呼吸音低，肺部能听到湿啰音。

根据您的症状，我看可以诊断为肺炎。

您需要做进一步检查，先拍个X光片吧。

▶ **Fèiyán**

Yīshēng : Nín zěnme le?

Bìngrén : Wǒ bùtíng de késou. Zhēnshì shòubuliǎo.

Yīshēng : Shénmeshíhou kāishǐ késou de?

Bìngrén : Shàngzhōu'èr kāishǐ de, dànshì cóng qiántiān qǐ jiāzhòng le.

Yīshēng : Késou shí, yǒu tán ma?

Bìngrén : Yǒu.

Yīshēng : Shì shénme yánsè de?

Bìngrén : Shì huángsè de.

Yīshēng : Tán lǐ dài xiě ma?

Bìngrén : Bù.

Yīshēng : Xiōngkǒu téng ma?

Bìngrén : Késou lìhai shí xiōngkǒu téng.

Yīshēng : Wǒ lái gěi nín tīngting fèi ba.

Bìngrén : Hǎo.

Yīshēng : Qǐng tǎngzài chuángshang, jiěkāi chènyī.

Lái, xīqì, hūqì.

Nín de hūxīyīn dī, fèibù néng tīngdào shīluóyīn.

Gēnjù nín de zhèngzhuàng, wǒ kàn kěyǐ zhěnduànwéi fèiyán.

Nín xūyào zuò jìnyíbù jiǎnchá, xiān pāi ge X-guāngpiàn ba.

(2) 단어 및 표현

- □ 폐렴
- □ 심해지다 / 더해지다
- □ 가래 / 담
  - ➢ 가래를 뱉다
  - ➢ 아무데나 가래를 뱉다
- □ 가슴 / 명치
- □ 풀다 / 열다
  - ➢ 단추를 풀다
- □ 숨을 들이쉬다 / 들숨
- □ 숨을 내쉬다 / 날숨
  - ➢ 호흡하다
  - ➢ 심호흡하다
  - ➢ 숨을 참다
- □ 라셀음(moist rale) / 수포음
- □ 진단하다 / 진단
  - ➢ ~로 진단하다
  - ➢ 천식으로 진단하다
  - ➢ 진단을 받다
  - ➢ 폐암 진단을 받다
- □ X선 촬영을 하다 / 엑스레이를 찍다
  - ➢ 흉부 X선 촬영 (chest X-ray)
  - ➢ 흉부 엑스레이를 찍다

- □ 肺炎 [fèiyán]
- □ 加重 [jiāzhòng]
- □ 痰 [tán]
  - ➢ 吐痰 [tǔtán]
  - ➢ 随地吐痰 [suídìtǔtán]
- □ 胸口 [xiōngkǒu]
- □ 解开 [jiěkāi]
  - ➢ 解开扣子 [jiěkāi kòuzi]
- □ 吸气 [xīqì]
- □ 呼气 [hūqì]
  - ➢ 呼吸 [hūxī]
  - ➢ 深呼吸 [shēnhūxī]
  - ➢ 屏气 [bǐngqì]
- □ 湿啰音 [shīluóyīn] / 水泡音 [shuǐpàoyīn]
- □ 诊断 [zhěnduàn]
  - ➢ 诊断为~ [zhěnduànwéi]
  - ➢ 诊断为哮喘 [xiàochuǎn]
  - ➢ 接受诊断 [jiēshòu zhěnduàn]
  - ➢ 接受肺癌诊断 [fèiái]
- □ 拍X光片 [pāi X-guāngpiàn]
  - ➢ 胸透 [xiōngtòu]
  - ➢ 做胸透(检查) [zuò xiōngtòu (jiǎnchá)]

(3) 이해

[1] 您怎么了?
어떻게 되신 일입니까? 어쩌다가 그렇게 되셨습니까?

→ 의사가 일차적으로 환자의 상황을 이해하기 위해 묻는 표현입니다.

① 你的脸怎么了?

② 你的嘴唇怎么了?

③ 他的眼睛怎么了?

④ 那位病人的脚怎么了?

[2] 血의 발음
[xiě] [xuè]

→ 血는 다음자(多音字)로 [xiě], [xuè]의 두 가지 발음이 있습니다. 구어 또는 단독으로 쓰일 때는 주로 [xiě]로 발음하고, 의학용어에서 복합어를 구성할 때는 주로 [xuè]로 발음합니다.

[xiě]

① 打喷嚏时鼻子出了一点血。

② 那个孩子受了伤，头上流了很多血。

③ 他突然吐血不止。

④ 先拍个X光片，再验验血吧。

[xuè]

□ 혈액	□ 血液 [xuèyè]
□ 혈액형	□ 血型 [xuèxíng]
□ 헤모글로빈	□ 血红蛋白 [xuèhóngdànbái]
□ 혈소판	□ 血小板 [xuèxiǎobǎn]
□ 혈관	□ 血管 [xuèguǎn]
□ 혈압	□ 血压 [xuèyā]
➢ 혈압을 재다	➢ 量血压 [liáng xuèyā]
➢ 고혈압	➢ 高血压 [gāoxuèyā]
➢ 저혈압	➢ 低血压 [dīxuèyā]
□ 빈혈	□ 贫血 [pínxuè]
□ 백혈병	□ ㊩ 白血病 [báixuèbìng] ㊀ 血癌[xuèái]
□ 위출혈	□ 胃出血 [wèichūxuè]
□ 뇌출혈	□ 脑出血 [nǎochūxuè]
□ 수혈하다	□ 输血 [shūxuè]
□ 지혈하다	□ 止血 [zhǐxuè]

[3] 湿啰音

(= 水泡音) 라셀음(moist rale). 수포음

→ 폐나 기관지 등 호흡기관에 병이나 분비물이 있을 때 청진기로 들을 수 있는 거품(水泡)이 터지는 듯한 잡음을 가리켜 라셀음 또는 수포음이라고 합니다.

[4] 根据您的症状，我看可以诊断为肺炎。

환자 분의 증상에 근거하여 폐렴으로 진단할 수 있습니다.

→ 환자의 증상에 근거해 의사의 소견을 밝히고 진단을 내리는 표현입니다.

개사(介词) '根据'(~에 근거하여) 뒤에 진단이나 판단의 근거를 말합니다. '我看'은 '제가 보기에는. 제 의견으로는. 저의 견해로는'이란 뜻으로, 화자의 견해를 밝힐 때 문장이나 절의 첫머리에 사용됩니다.

'(어떠한 병)으로 진단하다'라는 표현은 '诊断为+병명', '诊断是+병명' 등으로 할 수 있습니다. 진단의 정확도에 따라 '初步诊断 [chūbù zhěnduàn] (초기 진단. 1차 진단. 잠정적 진단)', '确诊 [quèzhěn] (확진하다. 최종적으로 진단을 내리다)', '误诊 [wùzhěn] (오진하다)' 등의 표현을 사용할 수 있습니다.

① 根据检查结果，他被诊断为胆囊炎。

② 医生的初步诊断是糖尿病。

③ 结合临床症状和体格检查结果，目前初步诊断您患了冠心病。

④ 现在还不能确定诊断。

⑤ CT检查确诊为脑出血。

⑥ 他把感冒误诊为甲流。

(4) 독해 및 번역 연습

▶ **肺炎**

肺炎是指由各种不同的病原体（如细菌、病毒、寄生虫等）或其他因素（如放射线、化学品、过敏因素等）导致的肺部炎症。临床表现有发热、咳嗽、咳痰、呼吸急促、呼吸困难、干咳，胸透显示肺部有阴影。湿啰音是肺炎的常见体征，又称水泡音，是人体吸气时气体通过呼吸道内的分泌物形成的水泡破裂所产生的声音。

肺炎病人的治疗应包括：

一、抗病原菌治疗，这是最重要的，特别要注意的是正确合理使用抗生素。

二、如肺炎有休克、脓胸等并发症时，应积极治疗。

三、对症治疗：充分休息、吸氧、排痰、退热等。

▶ **Fèiyán**

Fèiyán shì zhǐ yóu gèzhǒng bùtóng de bìngyuántǐ(rú xìjūn, bìngdú, jìshēngchóng děng) huò qítā yīnsù(rú fàngshèxiàn, huàxuépǐn, guòmǐn yīnsù děng) dǎozhì de fèibù yánzhèng. Línchuáng biǎoxiàn yǒu fārè, késou, kétán, hūxījícù, hūxīkùnnan, gānké, xiōngtòu xiǎnshì fèibù yǒu yīnyǐng. Shīluóyīn shì fèiyán de chángjiàn tǐzhēng, yòu chēng shuǐpàoyīn, shì réntǐ xīqì shí qìtǐ tōngguò hūxīdào nèi de fēnmìwù xíngchéng de shuǐpào pòliè suǒ chǎnshēng de shēngyīn.

Fèiyán bìngrén de zhìliáo yīng bāokuò:

Yī, kàng bìngyuánjūn zhìliáo, zhè shì zuì zhòngyào de, tèbié yào zhùyì de shì zhèngquè hélǐ shǐyòng kàngshēngsù.

Èr, rú fèiyán yǒu xiūkè, nóngxiōng děng bìngfāzhèng shí, yīng jījí zhìliáo.

Sān, duìzhèng zhìliáo: chōngfèn xiūxi, xīyǎng, páitán, tuìrè děng.

2. 외과 (外科)

외과는 내과와 대비되는 의학의 한 분야로, 보존적인 약물 치료를 주로 하는 내과와 달리 수술로 환자의 질병을 치료합니다. 예를 들어, 심장에 문제가 있을 때 수술로 치료를 해야 하면 외과에서 담당하고, 수술할 필요가 없거나 수술이 불가능할 경우에는 내과에서 담당합니다.

의학의 발전에 따라 외과가 다루는 분야가 광범위해지면서 세분화, 전문화되고 있으며 이에 따라 일반외과, 정형외과, 성형외과, 신경외과, 이식외과, 혈관외과, 흉부외과 등의 이름으로 분리되었습니다. 이들 진료과에서 각종 암(癌症 [áizhèng]), 골절(骨折 [gǔzhé]), 뇌졸중(脑中风 [nǎozhòngfēng]), 심장질환(心脏病 [xīnzàngbìng]) 등의 질병을 수술적인 방법으로 치료합니다.

1) 외상 (外伤)

(1) 회화

医生： 这伤口是怎么回事?

病人： 我从楼梯上摔下来了。

医生： 需要先消毒。

病人： 伤口会留下疤痕吗?

医生： 看来伤口不太严重，不会留下疤痕。

缝三四针就可以，请放心。

病人： 会疼吗?

医生： 不会疼的。我给你局部麻醉。

好了，缝好了。

病人： 下次什么时候再来?

医生： 拆线时再来。

病人： 拆线是在什么时候?

医生： 一个星期后。

病人： 好，谢谢!

医生： 在伤口痊愈之前，不要喝酒。

请多多保重!

▶ **Wàishāng**

Yīshēng: Zhè shāngkǒu shì zěnme huí shì?

Bìngrén: Wǒ cóng lóutīshang shuāixiàlái le.

Yīshēng: Xūyào xiān xiāodú.

Bìngrén: Shāngkǒu huì liúxià bāhén ma?

Yīshēng: Kànlái shāngkǒu bú tài yánzhòng, búhuì liúxià bāhén.
Féng sānsì zhēn jiù kěyǐ, qǐng fàngxīn.

Bìngrén: Huì téng ma?

Yīshēng: Bú huì téng de. Wǒ gěi nǐ júbù mázuì.
Hǎo le, féng hǎo le.

Bìngrén: Xiàcì shénme shíhou zài lái?

Yīshēng: Chāixiàn shí zài lái.

Bìngrén: Chāixiàn shì zài shénmeshíhou?

Yīshēng: Yí ge xīngqī hòu.

Bìngrén: Hǎo, xièxie!

Yīshēng: Zài shāngkǒu quányù zhīqián, búyào hē jiǔ.
Qǐng duōduō bǎozhòng!

(2) 단어 및 표현

□ 외상	□ 外伤 [wàishāng]
➢ 다치다 / 부상을 당하다	➢ 受伤 [shòushāng]
➢ 외상을 입다	➢ 受外伤 [shòuwàishāng]
➢ 내상	➢ 内伤 [nèishāng]
□ 상처	□ 伤口 [shāngkǒu]
➢ 상처가 쓰라립니다	➢ 伤口火辣辣地疼。 [Shāngkǒu huǒlàlà de téng.]
➢ 상처에 딱지가 앉다	➢ 伤口结痂 [shāngkǒu jiéjiā]
□ 소독하다	□ 消毒 [xiāodú]
➢ 소독약	➢ 消毒药 [xiāodúyào]
➢ 알코올로 소독하다	➢ 用酒精消毒 [yòng jiǔjīng xiāodú]
➢ 소독용 솜 / 약솜	➢ 棉球 [miánqiú] / 药棉 [yàomián]
➢ 면봉	➢ 棉花棒 [miánhuābàng] / 棉签 [miánqiān]
□ 흉터	□ 疤痕 [bāhén]
□ 꿰매다	□ 缝 [féng]
➢ 세 바늘을 꿰맸다	➢ 缝了三针 [féng le sān zhēn]
□ 마취하다	□ 麻醉 [mázuì]
➢ 마취제	➢ 麻醉剂 [mázuìjì]
➢ 마취의사	➢ 麻醉师 [mázuìshī]
➢ 국소마취	➢ 局部麻醉 [júbù mázuì] = 局麻 [júmá]
➢ 전신마취	➢ 全身麻醉 [quánshēn mázuì] = 全麻 [quánmá]
➢ 수면마취	➢ 无痛麻醉 [wútòng mázuì]
□ 실밥을 풀다	□ 拆线 [chāixiàn]

□ 완쾌하다 / 병이 낫다	□ 痊愈 [quányù]
□ 몸조심하다 / 건강에 주의하다	□ 保重 [bǎozhòng]

(3) 이해

[1] 请放心。
안심하세요.

→ 의료진이 환자를 안정시킬 때 사용하는 표현입니다. 환자의 불안한 심리를 안정시키기 위해 다음과 같은 표현을 사용할 수 있습니다.

① 不要紧，吃点药就会好的。

② 请放松。/ 别紧张。

③ 别担心，你的病不难治，只要好好儿配合，就会逐渐康复的。

④ 不必过分担心，您很快就会好起来的。

⑤ 您别着急，痊愈需要一个过程。

⑥ 不要害怕，这是外科最常见的手术之一。

[2] 我给你局部麻醉。
국소마취를 해드리겠습니다.

→ '麻醉'의 문자적 의미를 살펴보면, '麻'는 '마비되다, 무감각하다(麻木[mámù], 麻痹[mábì])', '醉'는 술이나 약물의 작용으로 지각을 상실한 것을 나타냅니다. 따라서 '麻醉'는 감각이나 지각의 상실을 의미합니다.

마취는 크게 전신마취와 국소마취로 구별됩니다. 전신마취는 환자의 중추신경기능을 억제함으로써 의식을 잃게 하는 마취법이고, 국소마취는 의식은 깨어 있으면서 수술 부위만 아픔을 느끼지 않게 하는 마취법입니다. 전신마취는 수술 중 전혀 의식이 없으나 수술 후 회복이 늦고, 국소마취는 회복이 빠르나 중간에 깰 수 있습니다.

이러한 문제점을 해결하기 위해서 수면마취(무통마취)를 하기도 합니다. 국소마취를 하면 마취 주사를 놓는 과정에서 큰 통증을 느낍니다. 그러나 국소마취를 하기 전, 수면마취제를 투입해 이러한 통증을 전혀 느끼지 않을 수 있습니다. 따라서 환자는 수면상태에서 통증 없이 수술을 할 수 있습니다.

마취와 관련된 대화를 살펴봅시다.

① (手术前)

病人： 手术会很疼吗？我有点紧张。

医生： 别担心，一会儿全身麻醉后，你不会感觉到什么疼痛。

② (手术后)

病人： 我现在还觉得伤口处很疼。

医生： 这是很正常的。
因为麻醉剂的作用消失，你就会觉得伤口很疼。
过一段时间慢慢就会好的。
如果你实在忍受不了，我可以给你打一针止痛药。

病人： 那给我打一针吧。

[3] 请多多保重！
몸조심 하세요! 건강에 주의하세요!

→ 환자의 건강에 대한 염려와 관심을 표현하는 말입니다. 환자의 쾌유를 기원할 때 다음과 같은 표현을 사용할 수 있습니다.

① 祝您早日恢复健康！

② 祝你早日康复出院！

(4) 독해 및 번역 연습

▶ 外伤

外伤是指身体由于外界物体的打击、碰撞，或因暴力、电击等因素造成的外部损伤。常见的外伤类型有摔伤、扭伤、挫伤、刀伤、刺伤等。

不管伤口大小和深浅，都要及时进行正确的处理，如果处理不当，会引起伤口出血、感染、化脓，严重会得破伤风，甚至威胁生命。处理伤口的基本技术有消毒、清创、止血、包扎等。

▶ Wàishāng

Wàishāng shì zhǐ shēntǐ yóuyú wàijiè wùtǐ de dǎjī, pèngzhuàng, huò yīn bàolì, diànjī děng yīnsù zàochéng de wàibù sǔnshāng. Chángjiàn de wàishāng lèixíng yǒu shuāishāng, niǔshāng, cuòshāng, dāoshāng, cìshāng děng.

Bùguǎn shāngkǒu dàxiǎo hé shēnqiǎn, dōu yào jíshí jìnxíng zhèngquè de chǔlǐ, rúguǒ chǔlǐ búdàng, huì yǐnqǐ shāngkǒu chūxiě, gǎnrǎn, huànóng, yánzhòng huì de pòshāngfēng, shènzhì wēixié shēngmìng. Chǔlǐ shāngkǒu de jīběn jìshù yǒu xiāodú, qīngchuāng, zhǐxuè, bāozā děng.

2) 골절 (骨折)

(1) 회화

医生： 你的腿怎么了?

病人： 打球时扭伤了。

医生： 来，我看看，肿得这么厉害。能动吗?

病人： 不能动。

医生： 您指指看，哪个地方疼?

病人： 就是这儿。

医生： 这里压着疼吗?

病人： 呀! 好疼!

医生： 先拍个X光片吧。

看看骨头有没有损伤。

护士会带你去X光室检查。

(几分钟后)

医生： X光片显示您的右腿骨折了。

病人： 需要做手术吗?

医生： 不需要做手术，但需要打石膏。

病人： 什么时候能拆石膏啊?

医生： 四周以后再来医院复查。

先拍片，根据愈合情况再决定拆石膏的时间。

病人： 那拆了石膏我就能踢足球吗?

医生： 不行。即使拆了石膏，你也要注意。

▶ **Gǔzhé**

Yīshēng： Nǐ de tuǐ zěnme le?

Bìngrén： Dǎ qiú shí niǔshāng le.

Yīshēng： Lái, wǒ kànkan, zhǒng de zhème lìhai. Néng dòng ma?

Bìngrén： Bù néng dòng.

Yīshēng： Nín zhǐzhi kàn, Nǎ ge dìfang téng?

Bìngrén： Jiùshì zhèr.

Yīshēng： Zhèli yāzhe téng ma?

Bìngrén： Yā! Hǎo téng!

Yīshēng： Xiān pāi ge X-guāngpiàn ba.

Kànkan gǔtou yǒuméiyǒu sǔnshāng.

Hùshi huì dài nǐ qù X-guāngshì jiǎnchá.

(Jǐfēnzhōng hòu)

Yīshēng： X-guāngpiàn xiǎnshì nín de yòutuǐ gǔzhé le.

Bìngrén： Xūyào zuò shǒushù ma?

Yīshēng： Bù xūyào zuò shǒushù, dàn xūyào dǎ shígāo.

Bìngrén： Shénmeshíhou néng chāi shígāo a?

Yīshēng： Sìzhōu yǐhòu zài lái yīyuàn fùchá.

Xiān pāipiàn, gēnjù yùhé qíngkuàng zài juédìng chāi shígāo de shíjiān.

Bìngrén： Nà chāi le shígāo wǒ jiù néng tī zúqiú ma?

Yīshēng： Bù xíng. Jíshǐ chāi le shígāo, nǐ yě yào zhùyì.

(2) 단어 및 표현

□ 골절되다 / 뼈가 부러지다	□ 骨折 [gǔzhé]
➢ 뼈에 금이 가다	➢ 骨裂 [gǔliè] ㊩ 裂纹骨折 [lièwén gǔzhé]
□ 삐다 / 접질리다 / 염좌	□ 扭伤 [niǔshāng]
➢ 찰과상(을 입다) / 까지다	➢ 擦伤 [cāshāng]
➢ 타박상 / 멍	➢ 挫伤 [cuòshāng]
➢ 도상 / 벤 상처	➢ 刀伤 [dāoshāng]
➢ 자상 / 찔린 상처	➢ 刺伤 [cìshāng]
➢ 열상 / 찢긴 상처	➢ 裂伤 [lièshāng]
➢ 교상 / 물린 상처	➢ 咬伤 [yǎoshāng]
➢ 낙상 / 넘어져 입은 상처	➢ 摔伤 [shuāishāng]
➢ 부딪쳐 입은 상처	➢ 撞伤 [zhuàngshāng]
➢ 총상	➢ 枪伤 [qiāngshāng]
➢ 화상 / 화상을 입다	➢ 烧伤 [shāoshāng]
➢ 동상 / 동상에 걸리다	➢ 冻伤 [dòngshāng]
□ 붓다 / 부어오르다	□ 肿 [zhǒng]
□ 손상 / 상처를 입다	□ 损伤 [sǔnshāng]
□ 보여주다 / 나타내다	□ 显示 [xiǎnshì]
□ 석고	□ 石膏 [shígāo]
➢ 깁스를 하다 석고붕대를 하다	➢ 打石膏 [dǎ shígāo] 用石膏固定 [yòng shígāo gùdìng]
□ 해체하다 / 풀다 / 뜯다	□ 拆 [chāi]
□ 재검사하다	□ 复查 [fùchá]
□ (상처가) 아물다	□ 愈合 [yùhé]

(3) 이해

[1] **您指指看，哪个地方疼？**

한 번 가리켜 보세요. 어디가 아픕니까?

→ 의사가 환자의 몸을 검사하거나 병세를 파악할 때 자주 쓰는 표현입니다. 환자의 구체적인 통증 부위를 묻는 다양한 표현을 알아봅시다.

①

医生： 请指一下是哪儿痛。

病人： 这里。开始是手指痛，后来是手腕和肘部剧痛。

②

医生： 指一下具体是哪儿疼。

病人： 就在肋骨下面这个位置。

③

医生： 疼痛有没有放射到其他部位？

病人： 没有。

④

病人： 大夫，我肚子很不舒服。

医生： 您肚子哪里不舒服？

病人： 一开始是上腹部疼，现在又转移到肚脐。

⑤

医生： 是上腹疼还是下腹疼？

病人： 上腹，靠右边。

⑥

医生： 其他地方也跟着疼吗？

病人： 腰的右侧也跟着疼。

[2] X光片显示您的右腿骨折了。
엑스레이 촬영 결과 환자 분의 오른쪽 다리가 골절되었습니다.

→ '显示'는 '보여주다, 나타내다'라는 뜻으로 검사결과에 대해서 이야기할 때 자주 쓰는 표현입니다. 직역하기보다는 상황에 따라 '(~검사) 결과 ~로 나타나다', '(~검사)에 따르면 ~이다', '(~검사)를 통해 ~를 볼 수 있다' 등으로 해석하는 것이 비교적 자연스럽습니다.

① 检查显示你的右脚踝严重扭伤。

② CT检查能显示肿瘤的部位、范围、形状等。

③ B超检查显示你的子宫没有问题。

[3] 即使拆了石膏，你也要注意。
깁스를 풀더라도 조심해야 합니다.

→ '注意'는 '주의하다, 조심하다, 유의하다, 신경쓰다'라는 뜻으로 환자에게 주의사항을 설명할 때 자주 쓰는 표현입니다. 환자에게 주의사항을 전달하고 생활지도를 하는 대화를 살펴봅시다.

病人： 大夫，我以后要注意什么？

医生： 你要注意锻炼，手指要经常活动，做一些屈伸练习。
但是注意不要太用力做这些动作，否则骨折的地方会再次受伤。

病人： 好的。还有什么注意事项吗？

医生： 你应该加强营养。

蛋白质、维生素和钙都可以帮助骨折的恢复，所以要多喝牛奶。

只要做好这几点，你会很快康复的。

(4) 독해 및 번역 연습

▶ **骨折**

骨折，顾名思义，就是指骨头完全或部分断裂。骨折发生后常在局部出现疼痛、压痛、肿胀、瘀血、畸形、活动受限等。一般多可据此作出诊断。如果骨折损伤了血管、神经等，则会出现相应的表现。

根据发生部位的不同，可分为下肢骨折、锁骨骨折、桡骨骨折、股骨骨折、胫骨骨折、踝部骨折等。

为了确诊和进一步了解骨折部位和类型，X线检查是必要的。通常，骨折经过适宜的治疗，如复位和固定，在骨折部位有良好血液供应的条件下，经过一段时间多可自行愈合。

▶ Gǔzhé

Gǔzhé, gùmíngsīyì, jiùshì zhǐ gǔtou wánquán huò bùfen duànliè. Gǔzhé fāshēng hòu cháng zài júbù chūxiàn téngtòng, yātòng, zhǒngzhàng, yūxuè, jīxíng, huódòng shòuxiàn děng. Yìbān duō kě jù cǐ zuòchū zhěnduàn. Rúguǒ gǔzhé sǔnshāng le xuèguǎn, shénjīng děng, zé huì chūxiàn xiāngyìng de biǎoxiàn.

Gēnjù fāshēng bùwèi de bùtóng, kě fēnwéi xiàzhī gǔzhé, suǒgǔ gǔzhé, ráogǔ gǔzhé, gǔgǔ gǔzhé, jìnggǔ gǔzhé, huáibù gǔzhé děng.

Wèile quèzhěn hé jìnyíbù liǎojiě gǔzhé bùwèi hé lèixíng, X-xiàn jiǎnchá shì bìyào de. Tōngcháng, gǔzhé jīngguò shìyí de zhìliáo, rú fùwèi hé gùdìng, zài gǔzhé bùwèi yǒu liánghǎo xuèyè gōngyìng de tiáojiàn xià, jīngguò yíduàn shíjiān duō kě zìxíng yùhé.

3. 성형외과 (整形外科)

성형외과는 신체에 발생한 선천적 또는 후천적 기형의 형태 및 기능 장애를 회복하고 외모 개선 등을 목적으로 하는 외과 계통의 한 분야입니다. 손상된 신체 부위를 정상으로 돌려주는 '재건성형(再造整形 [zàizàozhěngxíng])' 분야와 미적으로 더 아름답게 만드는 '미용성형(美容整形 [měiróngzhěngxíng])' 분야로 나눌 수 있습니다.

재건성형에서는 선천적 기형, 외상 후 변형, 수술 후 변형 등을 주로 다루는데, 선천성 구순구개열(언청이), 안면골 재건술, 귀 재건술, 유방절제술 후 재건 수술, 두경부암 절제술 후 재건 수술 등이 대표적입니다.

미용성형은 신체의 기형이나 기능 장애가 없지만 외모 개선과 미용을 목적으로 하는 수술로서 쌍꺼풀 수술, 코성형 수술, 흉터제거 수술, 주름살제거 수술, 유방성형 수술, 모발이식 수술 등이 대표적입니다.

재건성형이 신체의 손상과 기능 장애를 회복시키는 수술이지만 이 과정에서 미용적 측면도 고려하기 때문에 미용성형과 겹치는 부분이 있습니다. 따라서 재건성형과 미용성형은 불가분의 관계에 있으며, 사실상 두 수술의 범위의 구분이 모호하여 명확하게 구분짓기는 어렵습니다.

1) 쌍꺼풀 · 앞뒤트임 수술 (双眼皮、开眼角手术)

(1) 회화

医生： 您好！您觉得哪里不满意？

病人： 大夫，您好！我是典型的单眼皮小眼睛。
有的时候使用双眼皮贴，觉得不方便。
我很想有漂亮的双眼皮，想让眼睛变大。

医生： 您是圆眼睛，只做双眼皮，不会好看。

病人： 那我该怎么做？

医生： 除了做双眼皮以外，可以同时做开内眼角或开外眼角手术。
这样整个眼睛会扩大一圈。
您有内眦赘皮，非常适合开内眼角手术。

病人： 什么叫内眦赘皮？

医生： 所谓内眦赘皮，就是指一片遮盖内眦部的半月状皮肤皱褶。
切除这个内眦赘皮，可以让眼睛变大，拉近两眼之间距离。
开内眼角手术的学名就是内眦赘皮矫正术。

病人： 需要多长时间可以恢复？

医生： 五天后就可以拆线。

病人： 会不会肿？

医生： 会肿。手术嘛，没有不肿的手术。

病人： 在一个手术中，可以同时做三项吗？

医生： 可以，不用分开做。
三项结合起来做是最好的方法。

病人： 手术费用贵不贵？

医生： 不太贵，肯定是您能接受的。

▶ Shuāngyǎnpí, kāi yǎnjiǎo shǒushù

Yīshēng： Nínhǎo! Nín juéde nǎli bù mǎnyì?

Bìngrén： Dàifu, nínhǎo! Wǒ shì diǎnxíng de dānyǎnpí xiǎoyǎnjing. Yǒude shíhou shǐyòng shuāngyǎnpítiē, juéde bù fāngbiàn. Wǒ hěn xiǎng yǒu piàoliang de shuāngyǎnpí, xiǎng ràng yǎnjing biàn dà.

Yīshēng： Nín shì yuán yǎnjing, zhǐ zuò shuāngyǎnpí, búhuì hǎokàn.

Bìngrén： Nà wǒ gāi zěnme zuò?

Yīshēng： Chúle zuò shuāngyǎnpí yǐwài, kěyǐ tóngshí zuò kāi nèiyǎnjiǎohuò kāi wàiyǎnjiǎo shǒushù.
Zhèyàng zhěngge yǎnjing huì kuòdà yìquān.
Nín yǒu nèizìzhuìpí, fēicháng shìhé kāi nèiyǎnjiǎo shǒushù.

Bìngrén： Shénme jiào nèizìzhuìpí?

Yīshēng： Suǒwèi nèizìzhuìpí, jiùshì zhǐ yípiàn zhēgài nèizìbù de bànyuè zhuàng pífū zhòuzhě.
Qiēchú zhège nèizìzhuìpí, kěyǐ ràng yǎnjing biàn dà, lājìn liǎngyǎn zhījiān jùlí.
Kāi nèiyǎnjiǎo shǒushù de xuémíng jiùshì nèizìzhuìpí jiǎozhèngshù.

Bìngrén： Xūyào duōcháng shíjiān kěyǐ huīfù?

Yīshēng： Wǔ tiān hòu jiù kěyǐ chāixiàn.

Bìngrén： Huìbuhuì zhǒng?

Yīshēng： Huì zhǒng. Shǒushù ma, méiyǒu bù zhǒng de shǒushù.

Bìngrén： Zài yí ge shǒushù zhōng, kěyǐ tóngshí zuò sān xiàng ma?

Yīshēng： Kěyǐ, búyòng fēnkāi zuò.
Sān xiàng jiéhé qǐlái zuò shì zuìhǎo de fāngfǎ.

Bìngrén： Shǒushù fèiyòng guìbuguì?

Yīshēng： Bú tài guì, kěndìng shì nín néng jiēshòu de.

(2) 단어 및 표현

□ 홑꺼풀	□ ㊀ 单眼皮 [dānyǎnpí] ㊩ 单睑 [dānjiǎn]
□ 쌍꺼풀	□ ㊀ 双眼皮 [shuāngyǎnpí] ㊩ 重睑 [chóngjiǎn]
□ 쌍꺼풀 수술	□ ㊀ 双眼皮手术 [shuāngyǎnpí shǒushù] ㊩ 重睑术 [chóngjiǎnshù]
□ 내안각	□ ㊀ 内眼角 [nèiyǎnjiǎo] ㊩ 内眦 [nèizì]
□ 몽고주름	□ 内眦赘皮 [nèizìzhuìpí]
□ 외안각	□ ㊀ 外眼角 [wàiyǎnjiǎo] ㊩ 外眦 [wàizì]
□ 앞뒤트임 수술	□ 开眼角手术 [kāiyǎnjiǎo shǒushù]
➢ 앞트임 수술 (몽고주름 제거술)	➢ 开内眼角手术 / 开内眦手术
➢ 뒤트임 수술 (외안각 성형술)	➢ 开外眼角手术 / 开外眦手术
□ 확대하다 / 넓히다	□ 扩大 [kuòdà]
□ ~라는 것은 / ~란	□ 所谓 [suǒwèi]
□ 덮다 / 가리다	□ 遮盖 [zhēgài]
□ 형태 / 모습	□ 状 [zhuàng]
□ 주름	□ 皱褶 [zhòuzhě]
□ 절개하다 / 제거하다	□ 切除 [qiēchú]
□ 교정하다	□ 矫正 [jiǎozhèng]
□ 받다 / 수락하다 / 납득하다	□ 接受 [jiēshòu]
➢ 수술을 받다	➢ 接受手术 [jiēshòu shǒushù]

(3) 이해

[1] **我是典型的单眼皮小眼睛。**
저는 전형적인 홑꺼풀에 작은 눈이에요.

→ 각종 눈의 모양을 표현하는 다양한 표현을 알아봅시다.

눈 모양	眼型
□ 둥글고 큰 눈	□ 杏核眼 [xìnghéyǎn] / 杏眼 [xìngyǎn]
□ 둥근 눈	□ 圆眼 [yuányǎn]
□ 봉안	□ 丹凤眼 [dānfèngyǎn]
□ 긴 눈	□ 细长眼 [xìchángyǎn] / 长眼 [chángyǎn]
□ 실눈	□ 眯缝眼 [mīfengyǎn]
□ 돌출 눈	□ 突眼 [tūyǎn] / 牛眼 [niúyǎn]
□ 푹 꺼진 눈	□ 深陷眼 [shēnxiànyǎn] / 深眼窝 [shēnyǎnwō]
□ 부은 눈	□ 肿泡眼 [zhǒngpàoyǎn] / 金鱼眼 [jīnyúyǎn]
□ 작은 눈 / 새우눈	□ 鼠眼 [shǔyǎn]
□ 올라간 눈	□ 吊眼 [diàoyǎn]
□ 처진 눈	□ 下吊眼 [xiàdiàoyǎn] / 垂眼 [chuíyǎn]

[2] **我很想有漂亮的双眼皮，想让眼睛变大。**
예쁜 쌍꺼풀이 있으면 좋겠고, 눈도 크게 만들고 싶어요.

→ 환자의 만족도를 높이려면 환자의 기대치와 이에 대한 의사의 의견이 정확하게 전달되어야 합니다. 환자가 수술 후 몰라보게 달라질 자신의 모습을 기대한다면 수술 후 만족도는 극히 낮아지게 됩니다. 또한 환자가 자신의 얼굴과 인상은 고려하지 않고, 선호 연예인의 특정 부위를 좇는 경우가 있는데 이 역시 되돌릴 수 없는 결과를 초래합니다. 따라서 환자의 개성에 맞는 성형 수술과 수술 방법을 권하고, 수술 후 결과에 대한 기대치를 정확하게 제시할 수 있어야 합니다.

①

病人： 我本身是双眼皮，但眼皮比较厚。
我想整一个和金泰熙一模一样的眼睛。

医生： 别人美的部位放在你的身上未必好看，适合自己的才是美的。
金泰熙那样的眼睛不是每个人都适合，还需要看你的眼型和脸型。
如果适合，我可以向她的眼型靠近，但不会一模一样的。

②

病人： 以前我比较胖，现在瘦了很多，脸还是很大。
打瘦脸针能让脸变小一点吗？

医生： 让我看一下你的脸。
您的脸没有肉，咬肌比较发达。
我看，您的情况比较适合打瘦脸针。
不过，瘦脸针并不是一针就可以解决问题的，需要一定的时间。

→ 얼굴형을 나타내는 표현을 함께 기억해 둡시다.

얼굴형	脸型
□ 달걀형 얼굴	□ 瓜子脸 [guāzǐliǎn] / 鸭蛋脸 [yādànliǎn]
□ 둥근 얼굴	□ 圆脸 [yuánliǎn]
□ 긴 얼굴	□ 长形脸 [chángxíngliǎn]
□ 사각 얼굴	□ 方形脸 [fāngxíngliǎn] / 四方脸 [sìfāngliǎn] / 国字脸 [guózìliǎn]
□ 역삼각형 얼굴	□ 倒三角脸 [dàosānjiǎoliǎn]
□ 마름모형 얼굴	□ 菱形脸 [língxíngliǎn]

[3] 除了做双眼皮以外，可以同时做开内眼角或开外眼角手术。
쌍꺼풀 외에도 앞트임이나 뒤트임 수술을 같이 할 수 있습니다.

→ 과거에는 눈성형하면 쌍꺼풀 수술만을 떠올렸지만 최근에는 앞트임이나 뒤트임 수술을 병행하며 눈매를 더욱 크고 시원하게 만들어 주는 것이 유행입니다. 동양인의 경우 대부분 눈 앞부분을 가리는 몽고주름을 가지고 있어 눈이 답답해 보이기 쉬운데, 이 몽고주름(내안각)을 터주는 앞트임 수술을 하면 눈매가 더욱 시원해 보입니다. 반대로 뒤트임은 말 그대로 눈초리(외안각) 부분을 터주어 눈을 더욱 크게 만드는 수술입니다.

그러나 무조건 유행을 따라가기보다는 자신의 얼굴형과 다른 이목구비와의 조화를 고려해서 자연스럽게 아름다워질 수 있는 방법을 찾는 것이 중요합니다.

[4] 所谓内眦赘皮， 就是指在内眼角一片遮盖内眦部的半月状皮肤皱褶。

몽고주름이란 내안각 부분을 덮고 있는 반달 모양의 피부 주름입니다.

→ 환자에게 정보를 제공할 때는 환자가 이해할 수 있도록 설명해야 합니다. 특히 의학적 용어를 환자가 모를 경우, 그 의미를 쉬운 말로 설명할 수 있어야 합니다. 또한 환자가 제대로 이해했는지 확인하고, 다시 정리해서 설명하는 과정도 필요합니다. 설명을 할 때 명확히 분류를 하거나 구체적인 숫자, 연결어 등을 사용하면 듣는 사람이 보다 쉽게 이해하고 기억할 수 있습니다.

① 您对糖尿病了解多少?

② 您现在清楚了吗?

③ 您还有什么问题吗?

④ 还有什么事情我没有谈到或没有解释的吗?

⑤ 我简要重述一下。现在有三种您可以选择的治疗方法。

第一、……，第二、……，第三……。

(4) 독해 및 번역 연습

▶ 双眼皮手术

双眼皮手术又称重睑术，也叫双眼皮成形术，是整形外科最常见的手术之一。双眼皮的优点为：眼睛变大；眼睫毛上翘；立体感增强；黑眼珠外露适度，有神采；眉眼之间比例协调。

目前，最为常用的双眼皮手术方法为埋线法和切开法。首先，埋线法是指直接把缝线埋藏于皮肤及睑板之间，使上睑皮肤同睑板发生粘连，形成重睑的一种手术。这种手术的好处是方便迅速，恢复比较快；缺点则是双眼皮容易消失，多余的眼皮脂肪无法去除。埋线法比较适合年轻人、眼皮较薄、无皮肤松弛的人。

其次，切开法指的是用切开的方法祛除上眼睑过多的脂肪。此种手术的好处是效果较持久，可以同时切除多余的脂肪，但缺点是眼皮的浮肿会持续较久，短期内疤痕较明显。切开法比较适合皮肤松弛的中老年人。

▶ Shuāngyǎnpí shǒushù

Shuāngyǎnpí shǒushù yòu chēng chóngjiǎnshù, yě jiào shuāngyǎnpí chéngxíngshù, shì zhěngxíng wàikē zuì chángjiàn de shǒushù zhī yī. Shuāngyǎnpí de yōudiǎn wéi: yǎnjing biàn dà; yǎnjiémáo shàngqiáo; lìtǐgǎn zēngqiáng; hēiyǎnzhū wàilù shìdù, yǒu shéncǎi; méiyǎn zhījiān bǐlì xiétiáo.

Mùqián, zuìwéi chángyòng de shuāngyǎnpí shǒushù fāngfǎ wéi máixiànfǎ hé qiēkāifǎ. Shǒuxiān, máixiànfǎ shìzhǐ zhíjiē bǎ fèngxiàn máicángyú pífū jí jiǎnbǎn zhījiān, shǐ shàngjiǎn pífū tóng jiǎnbǎn fāshēng zhānlián, xíngchéng chóngjiǎn de yìzhǒng shǒushù. Zhè zhǒng shǒushù de hǎochù shì fāngbiàn xùnsù, huīfù bǐjiào kuài; quēdiǎn zé shì shuāngyǎnpí róngyì xiāoshī, duōyú de yǎnpí zhīfáng wúfǎ qùchú. Máixiànfǎ bǐjiào shìhé niánqīngrén, yǎnpí jiào báo, wú pífū sōngchí de rén.

Qícì, qiēkāifǎ zhǐ de shì yòng qiēkāi de fāngfǎ qūchú shàngyǎnjiǎn guòduō de zhīfáng. Cǐ zhǒng shǒushù de hǎochù shì xiàoguǒ jiào chíjiǔ, kěyǐ tóngshí qiēchú duōyú de zhīfáng, dàn quēdiǎn shì yǎnpí de fúzhǒng huì chíxù jiào jiǔ, duǎnqī nèi bāhén jiào míngxiǎn. Qiēkāifǎ bǐjiào shìhé pífū sōngchí de zhōnglǎoniánrén.

2) 융비술 (隆鼻术)

(1) 회화

病人： 我的鼻梁特别塌，想做隆鼻手术。

医生： 我看看，您的鼻梁比较低，鼻尖圆钝。

鼻梁可以用膨体材料来垫高，鼻尖可以用自体软骨来垫高。

让鼻尖上翘一些，会更漂亮。

病人： 膨体跟硅胶相比，有什么优点？

医生： 这两个材料都对人体非常安全，没有任何排异反应。

膨体是比较新兴的，和人体可以完全长在一起，非常自然。

病人： 那它多长时间后就跟身体长在一起呢？

医生： 一个月之后，和血管长在一起。

病人： 那膨体比较好吧？

医生： 各有利弊。膨体的价格比硅胶要贵一些。

由于膨体和人体长在一起，需要拆除时很困难。

病人： 自体软骨有什么优势？

医生： 用自己的软骨，做出来当然更真实，更自然。

但是您的创伤要大一些。

病人： 自体软骨是从什么部位来的？

医生： 可以用耳后软骨，还有鼻腔里的鼻中隔软骨。

病人： 我有鼻炎，这没问题吗？

医生： 只要不在发病期就没问题，鼻炎不影响手术。

病人： 做隆鼻手术以后会不会加重鼻炎？

医生： 不会的，请放心。

▶ **Lóngbíshù**

Bìngrén : Wǒ de bíliáng tèbié tā, xiǎng zuò lóngbí shǒushù.

Yīshēng : Wǒ kànkan, nín de bíliáng bǐjiào dī, bíjiān yuándùn.
Bíliáng kěyǐ yòng péngtǐ cáiliào lái diàngāo, bíjiān kěyǐ yòng zìtǐ ruǎngǔ lái diàngāo.
Ràng bíjiān shàngqiào yìxiē, huì gèng piàoliang.

Bìngrén : Péngtǐ gēn guījiāo xiāngbǐ, yǒu shénme yōudiǎn?

Yīshēng : Zhè liǎng ge cáiliào dōu duì réntǐ fēicháng ānquán, méiyǒu rènhé páiyì fǎnyìng.
Péngtǐ shì bǐjiào xīnxīng de, hé réntǐ kěyǐ wánquán zhǎng zài yìqǐ, fēicháng zìrán.

Bìngrén : Nà tā duōcháng shíjiān hòu jiù gēn shēntǐ zhǎng zài yìqǐ ne?

Yīshēng : Yí ge yuè zhīhòu, hé xuèguǎn zhǎng zài yìqǐ.

Bìngrén : Nà péngtǐ bǐjiào hǎo ba?

Yīshēng : Gè yǒu lìbì. Péngtǐ de jiàgé bǐ guījiāo yào guì yìxiē.
Yóuyú péngtǐ hé réntǐ zhǎng zài yìqǐ, xūyào chāichú shí hěn kùnnan.

Bìngrén : Zìtǐ ruǎngǔ yǒu shénme yōushì?

Yīshēng : Yòng zìjǐ de ruǎngǔ, zuò chūlái dāngrán gèng zhēnshí, gèng zìrán.
Dànshì nín de chuāngshāng yào dà yìxiē.

Bìngrén : Zìtǐ ruǎngǔ shì cóng shénme bùwèi lái de?

Yīshēng : Kěyǐ yòng ěrhòu ruǎngǔ, háiyǒu bíqiāng lǐ de bízhōnggé ruǎngǔ.

Bìngrén : Wǒ yǒu bíyán, zhè méi wèntí ma?

Yīshēng : Zhǐyào bú zài fābìngqī jiù méi wèntí, bíyán bù yǐngxiǎng shǒushù.

Bìngrén : Zuò lóngbí shǒushù yǐhòu huìbuhuì jiāzhòng bíyán?

Yīshēng : Búhuì de, qǐng fàngxīn.

(2) 단어 및 표현

□ 융비술(낮은 코 높이기 수술)	□ 隆鼻术 [lóngbíshù]
➢ 가슴 확대 수술	➢ 隆胸术 [lóngxiōngshù] / 丰胸术 [fēngxiōngshù]
□ 콧대	□ 鼻梁 [bíliáng]
□ 내려앉다 / 푹 꺼지다	□ 塌 [tā]
➢ 납작코 / 낮은 코	➢ 塌鼻子 [tābízi]
□ 코끝	□ 鼻尖 [bíjiān]
□ 뭉툭하다	□ 圆钝 [yuándùn]
□ 고어텍스	□ 膨体 [péngtǐ]
□ 높이다	□ 垫高 [diàngāo]
□ (한쪽 끝이 위로) 들리다 / 치켜들다 / 위로 들어 올리다	□ 翘 [qiào]
□ 실리콘	□ 硅胶 [guījiāo]
□ 거부반응	□ 排斥反应 [páichì fǎnyìng] / 排异反应 [páiyì fǎnyìng]
□ 좋은 점과 나쁜 점 / 장단점	□ 利弊 [lìbì]
➢ 각기 장단점이 있다	➢ 各有利弊 [gèyǒulìbì]
□ 제거하다 / 허물다	□ 拆除 [chāichú]
□ 자가연골	□ 自体软骨 [zìtǐ ruǎngǔ]
□ 상처 / 외상	□ 创伤 [chuāngshāng]
➢ 상처가 아물다	➢ 创伤愈合 [chuàngshāng yùhé]
➢ 마음의 상처	➢ 心灵创伤 [xīnlíng chuàngshāng]
□ 비강	□ 鼻腔 [bíqiāng]
□ 비중격	□ 鼻中隔 [bízhōnggé]
□ 비염	□ 鼻炎 [bíyán]
□ 발병기	□ 发病期 [fābìngqī]

(3) 이해

[1] **我的鼻梁特别塌，想做隆鼻手术。**

코가 너무 낮아서 코를 높이는 수술을 하고 싶어요.

→ 각종 코의 모양을 표현하는 다양한 표현을 알아봅시다.

코 모양	鼻型
□ 오뚝한 코	□ 高直鼻 [gāozhíbí]
□ 높은 콧대	□ 高鼻梁 [gāobíliáng]
□ 납작코 / 낮은 코	□ 塌鼻子 [tābízi]
□ 안장코	□ 鞍鼻 [ānbí]
□ 들창코 / 돼지코	□ 朝天鼻 [cháotiānbí]
□ 짧은 코	□ 短鼻子 [duǎnbízi]
□ 긴 코	□ 长鼻子 [chángbízi]
□ 매부리코	□ 鹰钩鼻 [yīnggōubí]
□ 복코	□ 蒜头鼻 [suàntóubí]
□ 주먹코	□ 肉鼻子 [ròubízi]
□ 휜 코	□ 歪鼻 [wāibí]
□ 화살코	□ 箭头鼻 [jiàntóubí]

[2] **鼻梁可以用膨体材料来垫高，鼻尖可以用自体软骨来垫高。**

콧대는 고어텍스로 세우고, 코끝은 자가연골로 세울 수 있습니다.

→ 코 성형에서 보형물의 선택은 성형 결과에 크게 영향을 줍니다. 여러 가지 재료 중에서 무조건적으로 가장 좋은 것을 말하기는 어렵습니다. 환자의 코 모양, 피부 상태, 수술 목표, 의사의 기술과 습관에 따라 적합한 보형물이 다릅니다. 자주 사용되는 재료로는 실리콘, 고어텍스, 자가연골, 알로덤 등이 있습니다.

이 밖에도 최근에는 필러를 사용한 쁘띠성형이 각광을 받고 있습니다. 필러의 종류는 매우 다양한데, 레스틸렌, 쥬비덤, 래디어스 등이 많이 사용됩니다. 쁘띠성형은 빠르고 간편하며 위험부담이 적지만 유지기간이 짧고 수술 가능 부위가 한정적인 단점이 있습니다.
코 수술과 관련된 각종 전문용어를 익혀봅시다.

코 성형 鼻整形	
□ 보형물	□ 假体 [jiǎtǐ]
➢ 실리콘(silicon)	➢ 硅胶 [guījiāo]
➢ 고어텍스(Gore-tex)	➢ 膨体 [péngtǐ]
➢ 자가연골	➢ 自体软骨 [zìtǐ ruǎngǔ]
➢ 알로덤(alloderm, 인조진피)	➢ 人造真皮 [rénzào zhēnpí]
□ 쁘띠 성형 / 퀵 성형	□ 微整形 [wēizhěngxíng]
□ 필러	□ 填充剂 [tiánchōngjì]
➢ 레스틸렌(Restylane)	➢ 瑞蓝 [ruìlán]
➢ 쥬비덤(Juvederm)	➢ 乔雅登 [qiáoyǎdēng]
➢ 래디어스(Radiesse)	➢ 微晶瓷 [wēijīngcí]

[3] 这两个材料都对人体非常安全，没有任何排异反应。
이 두 소재는 모두 인체에 매우 안전하고, 거부반응이 전혀 없습니다.

→ 거부반응(rejection)이란 이식받은 조직이나 기관을 거부하는 반응입니다. 우리 몸에는 외부의 이물질이 들어올 경우, 이를 식별해 제거하거나 공격하는 방어 시스템이 있는데, 이 시스템을 면역계라고 합니다. 이 면역계가 몸에 들어온 이물질을 침입자로 여겨 받아들이지 않고 공격하는 현상이 바로 거부반응입니다.

실리콘과 고어텍스 등 인공 보형물은 비교적 안정적이지만 사람의 체질에 따라서는 거부반응이 나타날 수도 있습니다. 최근에는 보다 자연스럽고 안전한 수술 결과를 위해 자가연골, 자가지방, 자가진피 등 자가조직을 사용하기도 합니다. 다만 자가조직을 얻기 위해 추가적인 시술이 필요하다는 단점이 있습니다.

(4) 독해 및 번역 연습

▶ **隆鼻术**

隆鼻术是在鼻部组织中放置自体组织或假体等垫高鼻梁的手术。通过各种隆鼻术，可以矫正塌鼻子、鞍鼻、朝天鼻、短鼻、蒜头鼻等，然后拥有一个笔挺、耸立、精巧的鼻子，会使面部形象生动许多。

隆鼻术常用的材料，可分为自体组织与人工合成物两种。自体组织包括耳朵软骨、鼻中隔软骨、肋骨或头颅骨，有时会用到筋膜。最常用的人工合成物是硅胶，还有最近很流行的膨体。这两年流行的注射隆鼻法，是一般利用玻尿酸注射的方法来进行隆鼻。注射隆鼻法的优点是不用开刀，可以取得立竿见影的效果；缺点则是只能维持3-6个月。

▶ **Lóngbíshù**

Lóngbíshù shì zài bíbù zǔzhī zhōng fàngzhì zìtǐ zǔzhī huò jiǎtǐ děng diàngāo bíliáng de shǒushù. Tōngguò gèzhǒng lóngbíshù, kěyǐ jiǎozhèng tābízi, ānbí, cháotiānbí, duǎnbí, suàntóubí děng, ránhòu yōngyǒu yí ge bǐtǐng, sǒnglì, jīngqiǎo de bízi, huì shǐ miànbù xíngxiàng shēngdòng xǔduō.

Lóngbíshù chángyòng de cáiliào, kě fēnwéi zìtǐ zǔzhī yǔ réngōng héchéngwù liǎngzhǒng. Zìtǐ zǔzhī bāokuò ěrduo ruǎngǔ, bízhōnggé ruǎngǔ, lèigǔ huò tóulúgǔ, yǒushí huì yòngdào jīnmó. Zuì chángyòng de réngōng héchéngwù shì guījiāo, háiyǒu zuìjìn hěn liúxíng de péngtǐ. Zhè liǎngnián liúxíng de zhùshè lóngbífǎ, shì lìyòng bōniàosuān zhùshè de fāngfǎ lái jìnxíng lóngbí. Zhùshè lóngbífǎ de yōudiǎn shì búyòng kāidāo, kěyǐ qǚdé lìgānjiànyǐng de xiàoguǒ; quēdiǎn zé shì zhǐnéng wéichí sān-liù gè yuè.

(5) 참고

▶ 부위별 성형 수술의 종류

눈 성형	眼部整形
□ 쌍꺼풀 수술 / 이중검 수술	□ 双眼皮手术 [shuāngyǎnpí shǒushù] / 重睑术 [chóngjiǎnshù]
➢ 절개법	➢ 切开法 [qiēkāifǎ]
➢ 매몰법	➢ 埋线法 [máixiànfǎ]
□ 앞뒤트임	□ 开眼角 [kāiyǎnjiǎo]
□ 안검하수 교정 (졸린눈 성형)	□ 上睑下垂矫正 [shàngjiǎn xiàchuí jiǎozhèng]
□ 눈밑 지방 제거	□ 去眼袋 [qù yǎndài]
□ 다크서클 제거	□ 去黑眼圈 [qù hēiyǎnquān]
□ 눈밑 애교 수술	□ 眼底妩媚术 [yǎndǐwǔmèishù]
코 성형	**鼻部整形**
□ 융비술(낮은 코 높이기)	□ 隆鼻术 [lóngbíshù]
□ 콧볼 축소술 / 콧방울 축소술	□ 鼻翼缩小术 [bíyì suōxiǎoshù]
□ 콧구멍 축소술	□ 鼻孔缩小术 [bíkǒng suōxiǎoshù]
□ 코끝 성형	□ 鼻尖整形 [bíjiān zhěngxíng]
□ 짧은코 연장	□ 短鼻延长 [duǎnbí yáncháng]
귀 성형	**耳部整形**
□ 돌출귀 / 당나귀귀	□ 招风耳 [zhāofēngěr] 扇风耳 [shànfēngěr]
□ 매몰귀	□ 隐耳 [yǐněr] / 袋耳 [dàiěr] / 埋没耳 [máimòěr]
□ 접힌귀	□ 杯状耳 [bēizhuàngěr]
□ 칼귀	□ 无耳垂 [wúěrchuí]
□ 귓불 성형	□ 耳垂整形 [ěrchuí zhěngxíng]

입술 성형　唇部整形

□ 입술 확대술 / 입술 필러	□ 丰唇 [fēngchún]
□ 입술 축소술	□ 厚唇矫正 [hòuchún jiǎozhèng] / 厚唇改薄 [hòuchún gǎibáo]
□ 입술 문신	□ 纹唇线 [wén chúnxiàn]

안면윤곽 성형　面部轮廓整形

□ 양악 수술	□ 双鄂手术 [shuāng'è shǒushù]
□ 주걱턱 교정	□ 下颌前突矫正 [xiàhé qiántū jiǎozhèng]
□ 턱비대칭 교정	□ 下颌不对称矫正 [xiàhé búduìchèn jiǎozhèng]
□ 사각턱 축소	□ 下颌角缩小 [xiàhéjiǎo suōxiǎo]
□ 광대뼈 축소	□ 颧骨缩小 [quángǔ suōxiǎo]
□ 돌출입 교정	□ 突嘴矫正 [tūzuǐ jiǎozhèng]
□ 무턱 교정	□ 无下巴矫正 [wúxiàba jiǎozhèng]
□ 이중턱 제거	□ 双下巴去除 [shuāngxiàba qùchú]
□ 귀족 수술	□ 贵族手术 [guìzú shǒushù] / 富鼻隆起术 [fùbílóngqǐshù]

가슴 성형　胸部整形

□ 가슴 확대 유방 확대	□ 丰胸 [fēngxiōng] / 隆胸 [lóngxiōng]
□ 가슴 축소 / 유방 축소	□ 巨乳缩小 [jùrǔ suōxiǎo]
□ 처진 유방 교정	□ 乳房下垂矫正 [rǔfáng xiàchuí jiǎozhèng] 垂乳上提 [chuírǔ shàngtí]
□ 함몰 유두 교정	□ 乳头凹陷矫正 [rǔtóu āoxiàn jiǎozhèng]

몸매 성형　塑造身材

□ 지방흡입	□ 吸脂 [xīzhī]
➢ 복부 지방흡입	➢ 腹部吸脂 [fùbù xīzhī]
➢ 허리 지방흡입	➢ 腰部吸脂 [yāobù xīzhī]
➢ 종아리 지방흡입	➢ 小腿吸脂 [xiǎotuǐ xīzhī]
➢ 허벅지 지방흡입	➢ 大腿吸脂 [dàtuǐ xīzhī]
□ 종아리 근육 퇴축술	□ 小腿肌肉退缩术 [xiǎotuǐ jīròu tuìsuōshù]
□ 힙업	□ 提臀 [títún]

모발 성형　毛发整形

□ 모발 이식	□ 毛发移植 [máofà yízhí] / 头发种植 [tóufa zhòngzhí]
□ 눈썹 이식	□ 眉毛移植 [méimáo yízhí]
□ 탈모	□ 脱发 [tuōfà]

기타 성형　其他整形

□ 주름 제거	□ 除皱 [chúzhòu]
□ 보조개 성형	□ 酒窝整形 [jiǔwō zhěngxíng]
□ 액취증 제거 / 암내 제거	□ 腋臭祛除 [yèchòu qūchú]

피부　皮肤

□ 박피	□ 皮肤磨削 [pífū móxiāo] / 磨皮 [mópí] / 擦皮 [cāpí]
□ 흉터 제거술	□ 疤痕切除术 [bāhén qiēchúshù]
□ PRP 시술 (자가혈 피주사)	□ PRP注射 [PRP-zhùshè]
□ 잡티 제거	□ 祛斑 [qūbān]
□ 점 제거술	□ 痣切除 [zhì qiēchú]
□ 눈썹 문신	□ 纹眉 [wénméi]
□ 아이라인 문신	□ 纹眼线 [wén yǎnxiàn]

4. 피부과 (皮肤科)

피부과는 피부에 나타나는 모든 질환을 진료하고 치료하는 영역입니다. 가려움증(瘙痒 [sàoyǎng]), 화상(烧伤 [shāoshāng]), 동상(冻伤 [dòngshāng]), 아토피성 피부염(异位性皮炎 [yìwèixìngpíyán]), 두드러기(荨麻疹 [xúnmázhěn]), 여드름(青春痘 [qīngchūndòu]), 주근깨(雀斑 [quèbān]), 건선(牛皮癣 [niúpíxuǎn]), 백반증(白癜风 [báidiànfēng]), 피부종양(皮肤肿瘤 [pífūzhǒngliú]) 등 피부 질환을 경구약, 도포제, 냉동 치료, 광선 치료, 면역 치료, 레이저 치료 등 다양한 방법을 이용해 치료합니다.

1) 여드름 (痘痘)

(1) 회화

医生： 您好！您哪儿不舒服？

病人： 我的脸上长了很多痘痘，特别是在下巴上。

脸颊两边和额头有时也会长。

医生： 您今年多大了？

病人： 30岁。

医生： 脸上长痘痘有多长时间了？

病人： 已经有十年了。

之前好过一阵子，这段时间又复发了。

医生： 来，让我看看你的脸。

你的脸上有很多红肿的痘痘，T字区的毛孔粗大。

病人： 是啊。以前到医院去治疗过好几次，但是效果不太好。

医生： 痘痘很容易复发，所以要耐心地坚持长期治疗。

病人： 有哪些治疗方法呢？

医生： 治疗痘痘的方法有好几种。

最具代表性的治疗方法是药物治疗、磨皮术、激光治疗等。

通过这些方法，可以控制皮脂，去除角质和疤痕。

病人： 那么为了治好痘痘，需要坚持治疗多长时间？

医生： 在治疗初期，一个星期一次，接受四次治疗。

这样会有一定的效果，红肿的痘痘会大大减少。

以后，根据情况，可以调整治疗时间和次数。

我建议你尽早接受治疗，以免继续感染，留下疤痕和色素沉着。

▶ **Dòudòu**

Yīshēng : Nínhǎo! Nín nǎr bù shūfu?

Bìngrén : Wǒ de liǎnshang zhǎng le hěn duō dòudòu, tèbié shì zài xiàbashang.

Liǎnjiá liǎngbiān hé étóu yǒushí yě huì zhǎng.

Yīshēng : Nín jīnnián duō dà le?

Bìngrén : Sānshí suì.

Yīshēng : Liǎnshang zhǎng dòudòu yǒu duōcháng shíjiān le?

Bìngrén : Yǐjīng yǒu shínián le.

Zhīqián hǎoguo yízhènzi, zhè duàn shíjiān yòu fùfā le.

Yīshēng : Lái, ràng wǒ kànkan nǐ de liǎn.

Nǐ de liǎnshang yǒu hěn duō hóngzhǒng de dòudòu, T-zì qū de máokǒng cūdà.

Bìngrén : Shì a. Yǐqián dào yīyuàn qù zhìliáo guo hǎo jǐcì, dànshì xiàoguǒ bú tài hǎo.

Yīshēng : Dòudòu hěn róngyì fùfā, suǒyǐ yào nàixīn de jiānchí chángqī zhìliáo.

Bìngrén : Yǒu nǎxiē zhìliáo fāngfǎ ne?

Yīshēng : Zhìliáo dòudòu de fāngfǎ yǒu hǎo jǐ zhǒng.

Zuì jù dàibiǎoxìng de zhìliáo fāngfǎ shì yàowù zhìliáo, mópíshù, jīguāng zhìliáo děng.

Tōngguò zhèxiē fāngfǎ, kěyǐ kòngzhì pízhī, qùchú jiǎozhì hé bāhén.

Bìngrén : Nàme wèile zhìhǎo dòudòu, xūyào jiānchí zhìliáo duōcháng shíjiān?

Yīshēng : Zài zhìliáo chūqī, yí ge xīngqī yícì, jiēshòu sìcì zhìliáo.

Zhèyàng huì yǒu yídìng de xiàoguǒ, hóngzhǒng de dòudòu huì dàdà jiǎnshǎo.

Yǐhòu, gēnjù qíngkuàng, kěyǐ tiáozhěng zhìliáo shíjiān hé cìshù.

Wǒ jiànyì nǐ jǐnzǎo jiēshòu zhìliáo, yǐmiǎn jìxù gǎnrǎn, liúxià bāhén hé sèsùchénzhuó.

(2) 단어 및 표현

□ 여드름	□ (口) 痘痘 [dòudòu] / 青春痘 [qīngchūndòu] / 粉刺 [fěncì] ㊩ 痤疮 [cuóchuāng]
➢ 성인 여드름	➢ 成人痘 [chéngréndòu]
□ 턱	□ (口) 下巴 [xiàba]
➢ 하악 / 아래턱	➢ ㊩ 下颌 [xiàhé] / 下颚 [xiàè]
□ 뺨 / 볼	□ 脸颊 [liǎnjiá]
□ 이마	□ 额头 [étóu]
□ 재발하다 / 다시 도지다	□ 复发 [fùfā]
□ 빨갛게 붓다	□ 红肿 [hóngzhǒng]
□ T존	□ T字区 [T-zìqū]
□ 모공	□ 毛孔 [máokǒng]
□ 크다	□ 粗大 [cūdà]
□ 인내심이 있다	□ 耐心 [nàixīn]
□ 지속하다 / 꾸준히 하다 /버티다	□ 坚持 [jiānchí]
□ 약물	□ 药物 [yàowù]
□ 박피술 / 필링	□ (口) 磨皮术 [mópíshù] ㊩ 皮肤磨削术 [pífū móxiāoshù]
□ 레이저	□ 激光 [jīguāng]
□ 조절하다 / 제어하다 / 억제하다	□ 控制 [kòngzhì]
□ 피지	□ 皮脂 [pízhī]
□ 제거하다 / 없애다	□ 去除 [qùchú]
□ 각질	□ 角质 [jiǎozhì]
□ 치유하다 / 다 낫다	□ 治好 [zhìhǎo]
□ 되도록 일찍 / 조속히	□ 尽早 [jǐnzǎo]
□ 감염되다	□ 感染 [gǎnrǎn]
□ 색소침착	□ 色素沉着 [sèsùchénzhuó]

(3) 이해

[1] **脸上长痘痘有多长时间了？**
얼굴에 여드름이 난 지 얼마나 되셨죠?

→ 병 상태의 유지기간을 묻는 표현입니다. 환자의 증상이 시간에 따라 어떻게 진행되었는지 중요하기 때문에 경과에 대해서 명확히 하는 것이 필요합니다. 증상의 시간을 묻는 표현을 익혀 봅시다.

①

医生： 疼了多长时间了？

病人： 从昨晚八点开始一直在疼。

②

医生： 您是什么时候开始出现这种症状的？

病人： 三个多月前。

③

医生： 您是什么时候开始觉得不舒服的？

病人： 一个星期前劳累后呼吸很急，发烧。

④

医生： 这样的情况持续了多长时间？

病人： 有两个星期了。

⑤

医生： 刚才疼痛持续了多长时间？

病人： 大概十五分钟吧。

⑥

医生： 疼痛多长时间发作一次？

病人： 一天里每时每刻都疼，而且从头到脚底都疼。

医生： 疼痛早上厉害还是晚上厉害？

病人： 早上厉害。早上起床后，干点家务就开始疼。

[2] 以前到医院去治疗过好几次，但是效果不太好。
예전에 병원에서 꽤 여러 번 치료를 했지만 큰 효과는 보지 못했어요.

→ 환자의 과거 치료 경험과 시도를 파악하는 것은 효과적인 진료를 위해서 필수적입니다. 과거의 비슷한 경험, 이전 치료 시도, 가족의 비슷한 경험(가족력) 등을 확인하는 표현에 대해 알아봅시다.

①

医生： 您以前有过这样的症状吗？

病人： 一年前有过。

医生： 去医院看过吗？

病人： 我以为是太累了才这样，一直没看医生。

②

医生： 您以前有过这样的腹痛吗？

病人： 有过。这样的疼已经有五年多了。

③

医生： 您以前发生过类似的情况吗？

病人： 三年前发生过。那时疼得不太厉害。

④

医生： 您家人中有没有患这种病的人？

病人： 有，我母亲因冠心病突发去世了。

[3] 我建议你尽早接受治疗，以免继续感染，留下疤痕和色素沉着。
지속적인 감염을 피하고, 흉터와 색소침착 발생을 막기 위해 가능한 한 빨리 치료를 받으시길 권합니다.

→ 이후의 치료계획에 대해 환자에게 설명하고 제안하는 표현을 살펴봅시다.

① 我建议您尽快接受手术。

② 先进行各种辅助检查，然后我们再决定下一步的治疗方案。

③ 现在先给你用药物治疗，一般情况下，用药后就会控制住病情。

④ 如果病情没有好转，再用抗生素和做理疗。

⑤ 这是治疗异位性皮炎的最好方法。

(4) 독해 및 번역 연습

▶ 痘痘

痘痘，又叫青春痘、痤疮、粉刺等，是由于毛囊及皮脂腺阻塞、发炎所引发的一种皮肤病。青春期时，体内的激素会刺激毛发生长，促进皮脂腺分泌更多油脂，毛发和皮脂腺因此堆积许多物质，使油脂和细菌附着，引发皮肤红肿的反应。

然而，过了青春期，仍然有很多人被痘痘困扰。其实，痘痘并不是青春期特有的，它与季节、肤质都有密切的关系。这种“成人痘”多与压力、环境改变、内分泌失调、不良生活习惯、日夜颠倒的作息时间有关。

痘痘从轻到重可分为多种情况，有些轻型的如黑头粉刺，可以用消毒针头挑除，不会留下疤痕。严重的痘痘由于炎症反应强烈，又加上没有及时处理，会产生疤痕。现在有激光、磨削的方法，可以减轻疤痕；但是还没有哪一种方法能让疤痕完全消失，皮肤恢复正常。及时正确地治疗，才是避免疤痕的最好方法。

▶ Dòudòu

Dòudòu, yòu jiào qīngchūndòu, cuóchuāng, fěncì děng, shì yóuyú máonáng jí pízhīxiàn zǔsè, fāyán suǒ yǐnfā de yìzhǒng pífūbìng. Qīngchūnqī shí, tǐnèi de jīsù huì cìjī máofà shēngzhǎng, cùjìn pízhīxiàn fēnmì gèngduō yóuzhī, máofà hé pízhīxiàn yīncǐ duījī xǔduō wùzhì, shǐ yóuzhī hé xìjūn fùzhuó, yǐnfā pífū hóngzhǒng de fǎnyìng.

Rán'ér, guòle qīngchūnqī, réngrán yǒu hěnduō rén bèi dòudòu kùnrǎo. Qíshí, dòudòu bìng búshì qīngchūnqī tèyǒu de, tā yǔ jìjié, fūzhì dōu yǒu mìqiè de guānxi. zhè zhǒng "chéngrén dòu" duō yǔ yālì, huánjìng gǎibiàn, nèifēnmì shītiáo, bùliáng shēnghuó xíguàn, rìyè diāndǎo de zuòxī shíjiān yǒuguān.

Dòudòu cóng qīng dào zhòng kě fēnwéi duōzhǒng qíngkuàng, yǒuxiē qīngxíng de rú hēitóu fěncì, kěyǐ yòng xiāodú zhēntóu tiāochú, búhuì liúxià bāhén. Yánzhòng de dòudòu yóuyú yánzhèng fǎnyìng qiánglie, yòu jiāshàng méiyǒu jíshí chǔlǐ, huì chǎnshēng bāhén. Xànzài yǒu jīguāng, móxiāo de fāngfǎ, kěyǐ jiǎnqīng bāhén; dànshì hái méiyǒu nǎ yì zhǒng fāngfǎ néng ràng bāhén wánquán xiāoshī, pífū huīfù zhèngcháng. Jíshí zhèngquè de zhìliáo, cái shì bìmiǎn bāhén de zuìhǎo fāngfǎ.

2) 주름 (皱纹)

(1) 회화

病人： 我每天照镜子，看到脸上细小的皱纹越来越多了。

笑起来，眼角都是皱纹，实在很苦恼。

医生： 来，让我看看。您眼角有一些鱼尾纹。

有一个深的泪沟，嘴角也有些细小纹。

主要问题是整个面部松弛了。

病人： 需要做手术吗？我不想做手术。

医生： 您不想做手术，那我建议您打肉毒素。

病人： 肉毒素不是“瘦脸针”吗？

医生： 对，肉毒素除了瘦脸以外，也有除皱的功效。

病人： 是这样啊。它的原理是什么呢？

医生： 它通过局部的注射，麻痹神经末梢。

一旦麻痹了以后，局部的肌肉就不会动了。

因为我们笑起来时，皮肤会有叠加，所以就产生了皱纹。

如果当你笑起来时，肌肉不动的话，那么皱纹自然也就没有了。

病人： 打肉毒素以后，我可以正常地工作吗？

医生： 可以。这是一个很简单、很轻松的方法。

您今天做完了，明天去上班没有人会发现。

只是会觉得您变得年轻、漂亮了。

病人： 效果能维持多久？

医生： 这是因人而异的，一般可维持六个月左右。

多次注射以后，效果会维持得更久一些。

▶ Zhòuwén

Bìngrén： Wǒ měitiān zhào jìngzi, kàndào liǎnshang xìxiǎo de zhòuwén yuèláiyuè duō le.
Xiào qǐlái, yǎnjiǎo dōu shì zhòuwén, shízai hěn kǔnǎo.

Yīshēng： Lái, ràng wǒ kànkan. Nín yǎnjiǎo yǒu yìxiē yúwěiwén.
Yǒu yí ge shēn de lèigōu, zuǐjiǎo yě yǒuxiē xìxiǎowén.
Zhǔyào wèntí shì zhěngge miànbù sōngchí le.

Bìngrén： Xūyào zuò shǒushù ma? Wǒ bù xiǎng zuò shǒushù.

Yīshēng： Nín bù xiǎng zuò shǒushù, nà wǒ jiànyì nín dǎ ròudúsù.

Bìngrén： Ròudúsù bú shì "shòuliǎnzhēn" ma?

Yīshēng： Duì, ròudúsù chúle shòuliǎn yǐwài, yě yǒu chúzhòu de gōngxiào.

Bìngrén： Shì zhèyàng a. Tā de yuánlǐ shì shénme ne?

Yīshēng： Tā tōngguò júbù de zhùshè, mábì shénjīng mòshāo.
Yídàn mábì le yǐhòu, júbù de jīròu jiù búhuì dòng le.
Yīnwèi wǒmen xiào qǐlái shí, pífū huì yǒu diéjiā, suǒyǐ jiù chǎnshēng le zhòuwén.
Rúguǒ dāng nǐ xiào qǐlái shí, jīròu bú dòng dehuà, nàme zhòuwén zìrán yě jiù méiyǒu le.

Bìngrén： Dǎ ròudúsù yǐhòu, wǒ kěyǐ zhèngcháng de gōngzuò ma?

Yīshēng： Kěyǐ. Zhè shì yí ge hěn jiǎndān, hěn qīngsōng de fāngfǎ.
Nín jīntiān zuò wán le, míngtiān qù shàngbān méiyǒu rén huì fāxiàn.
Zhǐshì huì juéde nín biàn de niánqīng, piàoliang le.

Bìngrén： Xiàoguǒ néng wéichí duōjiǔ?

Yīshēng： Zhè shì yīnrén'éryì de, yìbān kě wéichí liù ge yuè zuǒyòu.
Duōcì zhùshè yǐhòu, xiàoguǒ huì wéichí de gèng jiǔ yìxiē.

(2) 단어 및 표현

□ 주름 / 주름살	□ 皱纹 [zhòuwén]
➢ 주름살이 생기다	➢ 长皱纹 [zhǎng zhòuwén]
□ 몹시 괴롭다 / 고민이다	□ 苦恼 [kǔnǎo]
□ 눈가 주름	□ 鱼尾纹 [yúwěiwén]
□ 눈밑에 움푹 들어간 부분	□ 泪沟 [lèigōu]
□ 입가	□ 嘴角 [zuǐjiǎo]
□ 잔주름	□ 细小纹 [xìxiǎowén]
□ 늘어지다	□ 松弛 [sōngchí]
□ 보톡스	□ 肉毒素 [ròudúsù]
□ 얼굴을 작게 하다	□ 瘦脸 [shòuliǎn]
□ 주름을 제거하다	□ 除皱 [chúzhòu] 去除皱纹 [qùchú zhòuwén]
□ 효과 / 효능	□ 功效 [gōngxiào]
□ 주사하다	□ 注射 [zhùshè]
□ 마비되다 / 무감각 해지다	□ 麻痹 [mábì]
□ 말초신경	□ 神经末梢 [shénjīngmòshāo]
□ 근육	□ 肌肉 [jīròu]
□ 층층이 겹치다 / 포개어지다	□ 叠加 [diéjiā]
□ 유지하다	□ 维持 [wéichí]
□ 사람에 따라 다르다	□ 因人而异 [yīnrén'éryì]

(3) 이해

[1] **笑起来，眼角都是皱纹，实在很苦恼。**
웃을 때 눈가가 온통 주름투성이라 정말 고민입니다.

→ 용모나 신체 부위에 대한 고민이나 걱정거리를 표현해 봅시다.

① 我今年只20岁，但是看起来非常显老，很多同学都说我非常成熟，说我看起来快30岁了，怎么办呢？我很自卑。

② 我今年30岁，头顶的头发很少，而且很容易掉，有点担心会秃头，怎么做才能让头发变多？

③ 我天生就是大脸盘的人，也胖乎乎的。这是我们家的遗传，我的家人都有点儿矮胖。我怎么样才可以变瘦呢？好苦恼啊。

[2] **您眼角有一些鱼尾纹。**
눈가에 주름이 조금 있으시네요.

→ 인체에 생기는 각종 주름의 명칭에 대해 살펴봅시다.

주름	皱纹
□ 표정 주름 / 동적 주름	□ 表情纹 [biǎoqíngwén]
□ 이마의 주름살	□ 抬头纹 [táitóuwén] 额横纹 [éhéngwén]
□ 미간 주름살	□ 眉间纹 [méijiānwén] 川字纹 [chuānzìwén]
□ 눈가 주름	□ 鱼尾纹 [yúwěiwén] 眼角皱纹 [yǎnjiǎo zhòuwén]
□ 입가 주름	□ 嘴角皱纹 [zuǐjiǎo zhòuwén]
□ 팔자주름 / 코옆주름 / 비순주름	□ 鼻唇沟 [bíchúngōu]
□ 잔주름	□ 细小纹 [xìxiǎowén]

[3] **肉毒素除了瘦脸以外，也有除皱的功效。**
보톡스는 얼굴을 작게 하는 것 외에도 주름을 없애는 효과가 있습니다.

→ 보톡스(botox)는 외과적 수술 없이 얼굴형을 교정하고 주름을 제거할 수 있는 대표적인 시술법입니다. 원래 정확한 성분명은 '보툴리눔(botulinum)'이고, '보톡스'는 미국 제약회사의 제품명인데, 보톡스 상품이 보툴리눔 시장을 지배하게 되면서 보톡스가 일반명사처럼 사용되고 있습니다.

보톡스는 근육을 움직이도록 만드는 신경전달물질인 '아세틸콜린(Acetylcholine)'의 분비를 막아 근육을 일정 기간 마비시킵니다. 따라서 보톡스를 주입하면 근육이 마비되고, 마비되어 운동을 하지 못한 근육은 자연스레 부피가 줄어들어 매끈해집니다. 이러한 원리를 이용하여 보톡스는 주름 치료, 사각턱 치료, 안면 비대칭 치료, 잇몸 노출 치료 등 다양한 미용성형 분야에 이용되고 있습니다.

보톡스는 외과 수술 없이 간편하게 시술을 할 수 있고, 치료 범위도 광범위하며 시술 후 바로 일상생활이 가능합니다. 그러나 효과가 반영구적이기 때문에 적어도 6개월에 한 번씩 정기적으로 시술을 받아야 한다는 결정적인 한계가 있습니다.

(4) 독해 및 번역 연습

▶ 皱纹

皱纹是由于皮肤组织和结构老化引起的松弛及萎缩等改变。一般来说，30岁后就开始有上、下脸皮肤松弛，外眼角有鱼尾纹。40岁开始有眼袋出现，鼻唇沟明显，眉间、前额开始有皱纹。50岁以后情况逐步加重，颌部、额部、颈部皮肤松弛、下垂。60岁以后面颈部皮肤明显变薄，皱纹渐趋明显。80岁时，多数人皱纹已遍布整个面颈部。

消除皱纹的方法有很多种：肉毒素注射、激光磨皮、自体脂肪移植、拉皮手术等。

▶ **Zhòuwén**

Zhòuwén shì yóuyú pífū zǔzhī hé jiégòu lǎohuà yǐnqǐ de sōngchí jí wěisuō děng gǎibiàn. Yìbānláishuō, sānshí suì hòu jiù kāishǐ yǒu shàng, xiàliǎn pífū sōngchí, wàiyǎnjiǎo yǒu yúwěiwén. Sìshí suì kāishǐ yǒu yǎndài chūxiàn, bíchúngōu míngxiǎn, méijiān, qián'é kāishǐ yǒu zhòuwén. Wǔshí suì yǐhòu qíngkuàng zhúbù jiāzhòng, hébù, é bù, jǐngbù pífū sōngchí, xiàchuí. Liùshí suì yǐhòu miànjǐngbù pífū míngxiǎn biàn báo, zhòuwén jiànqū míngxiǎn. Bāshí suì shí, duōshùrén zhòuwén yǐ biànbù zhěnggè miànjǐngbù.

Xiāochú zhòuwén de fāngfǎ yǒu hěnduōzhǒng: ròudúsù zhùshè, jīguāng mópí, zìtǐ zhīfáng yízhí, lāpí shǒushù děng.

5. 안과 (眼科)

안과는 눈에 관한 질환을 진료하고 치료하는 분야입니다. 근시(近视 [jìnshì]), 난시(散光 [sǎnguāng]), 원시(远视 [yuǎnshì]), 다래끼(针眼 [zhēnyan]), 결막염(结膜炎 [jiémóyán]), 각막혼탁(角膜混浊 [jiǎomóhúnzhuó]), 공막염(巩膜炎 [gǒngmóyán]), 백내장(白内障 [báinèizhàng]), 녹내장(青光眼 [qīngguāngyǎn]) 등 눈에 관련한 질환을 세극등현미경 검사, 안압 측정, 굴절 검사, 눈의 위치와 운동 검사, 시야 검사, 형광안저조영술 등의 방법으로 진단합니다. 주요 시술로는 사시 수술, 굴절교정 수술(라식, 라섹 등), 백내장 수술, 녹내장 수술, 눈꺼풀 성형술, 각막 이식 수술 등이 있습니다.

1) 근시 (近视眼)

(1) 회화

病人： 平时戴眼镜啊，戴隐形眼镜啊，都很麻烦。
所以我想做个近视眼手术。
我在网上看到近视眼手术有好多种。

医生： 对，目前常见的准分子激光手术主要有PRK、LASIK、LASEK三种。

病人： 哪种手术最好呢？

医生： 每种手术都各有利弊，也不是说手术费越贵技术越先进的就越好。
您适合哪种手术，哪种就是最好的。

病人： 那您说的三种手术具体有什么区别呢？

医生： 首先，PRK手术是比较早期的手术，手术比较简单。
但是由于存在比较严重的并发症，目前很多医院都淘汰了。

病人： 它有什么并发症？

医生： 最致命的并发症是角膜浑浊和眼压升高。

病人： 目前采用最多的是什么手术？

医生： LASIK手术。它的适应症比较广泛，恢复也比较快。
但是需要制作角膜瓣，手术比较复杂。
另一种LASEK手术是介于PRK和LASIK之间的手术。
它主要适用于那些不适合LASIK手术的患者。
LASEK手术主要适合小眼裂和小眼球，还适合一些角膜薄的病人。
这三种手术矫正近视的适应症不完全相同， 所以要先对你的屈光状态做一个检查。

病人： 需要哪些检查？

医生： 验光啊，角膜厚度检查啊，眼底检查啊，什么的。
通过这些指标，我们可以进行诊断，设计你的手术方案。

▶ **Jìnshìyǎn**

Bìngrén: Píngshí dài yǎnjìng a, dài yǐnxíng yǎnjìng a, dōu hěn máfan.
Suǒyǐ wǒ xiǎng zuò ge jìnshìyǎn shǒushù.
Wǒ zài wǎngshang kàndào jìnshìyǎn shǒushù yǒu hǎo duō zhǒng.

Yīshēng: Duì, mùqián chángjiàn de zhǔnfēnzǐ jīguāng shǒushù zhǔyào yǒu PRK, LASIK, LASEK sān zhǒng.

Bìngrén: Nǎ zhǒng shǒushù zuìhǎo ne?

Yīshēng: Měi zhǒng shǒushù dōu gèyǒulìbì, yě bú shì shuō shǒushùfèi yuè guì jìshù yuè xiānjìn de jiù yuè hǎo.
Nín shìhé nǎ zhǒng shǒushù, nǎ zhǒng jiùshì zuìhǎo de.

Bìngrén: Nà nín shuō de sān zhǒng shǒushù jùtǐ yǒu shénme qūbié ne?

Yīshēng: Shǒuxiān, PRK shǒushù shì bǐjiào zǎoqī de shǒushù, shǒushù bǐjiào jiǎndān.
Dànshì yóuyú cúnzài bǐjiào yánzhòng de bìngfāzhèng, mùqián hěn duō yīyuàn dōu táotài le.

Bìngrén: Tā yǒu shénme bìngfāzhèng?

Yīshēng: Zuì zhìmìng de bìngfāzhèng shì jiǎomó húnzhuó hé yǎnyā shēnggāo.

Bìngrén: Mùqián cǎiyòng zuì duō de shì shénme shǒushù?

Yīshēng : LASIK shǒushù. Tā de shìyìngzhèng bǐjiào guǎngfàn, huīfù yě bǐjiào kuài.

Dànshì xūyào zhìzuò jiǎomóbàn, shǒushù bǐjiào fùzá.

Lìng yì zhǒng LASEK shǒushù shì jièyú PRK hé LASIK zhījiān de shǒushù.

Tā zhǔyào shìyòngyú nàxiē bú shìhé LASIK shǒushù de huànzhě.

LASEK shǒushù zhǔyào shìhé xiǎoyǎnliè hé xiǎoyǎnqiú, hái shìhé yìxiē jiǎomó báo de bìngrén.

Zhè sānzhǒng shǒushù jiǎozhèng jìnshì de shìyìngzhèng bù wánquán xiāngtóng, suǒyǐ yào xiān duì nǐ de qūguāng zhuàngtài zuò yí ge jiǎnchá.

Bìngrén : Xūyào nǎxiē jiǎnchá?

Yīshēng : Yànguāng a, jiǎomó hòudù jiǎnchá a, yǎndǐ jiǎnchá a, shénmede.

Tōngguò zhèxiē zhǐbiāo, wǒmen kěyǐ jìnxíng zhěnduàn, shèjì nǐ de shǒushù fāng'àn.

(2) 단어 및 표현

□ 근시	□ 近视 [jìnshì]
➢ 원시	➢ 远视 [yuǎnshì]
➢ 난시	➢ 散光 [sǎnguāng]
□ 콘택트렌즈	□ 隐形眼镜 [yǐnxíngyǎnjìng]
➢ 컬러렌즈	➢ 彩色隐形眼镜
➢ 서클렌즈	➢ 美瞳(隐形眼镜) [měitóng]
□ 근시 교정술	□ 近视眼手术 [jìnshìyǎn shǒushù]
□ 레이저 시력 교정술	□ 准分子激光手术 [zhǔnfēnzǐ jīguāng shǒushù]
□ 합병증	□ 并发症 [bìngfāzhèng]
□ 도태하다 / 탈락하다	□ 淘汰 [táotài]
□ 치명적이다 / 결정적이다	□ 致命 [zhìmìng]
□ 각막	□ 角膜 [jiǎomó]
□ 혼탁하다 / 흐리다	□ 浑浊 [húnzhuó]
□ 안압	□ 眼压 [yǎnyā]
□ 올라가다	□ 升高 [shēnggāo]
➢ 내려가다	➢ 降低 [jiàngdī]
□ 적응증	□ 适应症 [shìyìngzhèng]
□ 각막절편	□ 角膜瓣 [jiǎomóbàn]
□ ~의 사이에 있다 / ~에 끼다	□ 介于 [jièyú]
□ 적용하다	□ 适用 [shìyòng]
□ 눈구멍	□ 眼裂 [yǎnliè]
□ 안구	□ 眼球 [yǎnqiú]
□ 굴절	□ 屈光 [qūguāng]
➢ 굴절이상	➢ 屈光不正 [qūguāng búzhèng]
□ 시력을 측정하다 / 검안하다	□ 验光 [yànguāng]
□ 두께	□ 厚度 [hòudù]
□ 안저	□ 眼底 [yǎndǐ]

(3) 이해

[1] **由于存在比较严重的并发症，目前很多医院都淘汰了。**
합병증이 심각한 편이기 때문에 요즘 병원에서는 많이 시행되지 않습니다.

→ 합병증이란 어떤 질병에 관련하여 생긴 다른 질환을 말합니다. 처음에 시작된 질병, 즉 '원병(original disease, 原病)'과 연관된 다른 병적 상태가 나타나는 경우 이를 '합병증(complication, 并发症)'이라고 합니다. 합병증은 원병을 치료하지 않고 방치하거나 저항력이 약해졌을 때 생길 수 있으며 원병 자체를 악화시켜 예후를 나쁘게 합니다.

합병증과 구분할 필요가 있는 용어로 '후유증(sequel, 后遗症)'이 있습니다. 후유증은 어떤 질병이 치유된 후에 남는 병적 상태를 뜻합니다. 합병증은 원병과 서로 다른 병인 데 반해 후유증은 같은 병이라고 할 수 있습니다.

[2] **目前常见的准分子激光手术主要有PRK、LASIK、LASEK三种。**
현재 보편적으로 시행되는 근시 교정술은 PRK, LASIK, LASEK 세 가지가 있습니다.

→ 라식을 비롯한 시력 교정술은 모르는 사람이 없을 정도로 보편적인 수술이 되었습니다. 시력 교정술의 역사는 그리 길지 않지만 최근에는 기술과 수술 장비가 진화하면서 부작용에 대한 두려움도 점차 사라지고, 수술의 종류도 다양해졌습니다. 대표적인 시력 교정술에는 PRK, LASIK, LASEK 등이 있고, 이 밖에도 각종 수술 방법의 장점을 취합하여 다양한 수술이 시행되고 있습니다.

우선, PRK(레이저 각막 절제술)는 레이저를 이용한 시력 굴절 교정 수술의 원조 격인 수술입니다. 흔히 엑시머레이저 수술로 불립니다. 수술 비용이 상대적으로 저렴하지만 통증, 각막혼탁, 야간 눈부심 등의 부작용이 나타날 수 있고 수술 시간이 상대적으로 길다는 단점이 있어서 현재는 거의 시술되지 않고 있습니다.

다음으로, 라식(LASIK, 레이저 각막 절삭 가공 성형술) 수술은 시력 교정술을 대중화시킨 대표적인 수술법입니다. 각막의 약 4분의 1 정도를 미세각막절삭기(철제 칼)로 절제하여 각막절편을 만든 후, 레이저를 이용하여 시력을 교정하는 수술입니다. 다른 시력 교정술에 비해 적응증이 넓은 편이고, 수술 후 통증이 거의 없으며 각막의 혼탁 없이 시력을 교정할 수 있습니다. 그러나 각막절편을 만드는 수술이기 때문에 염증, 절편의 뒤틀림, 안구건조증 등의 부작용이 생길 수 있습니다.

마지막으로, 라섹(LASEK, 레이저 각막상피 절삭 가공 성형술)은 PRK와 라식의 장점을 결합한 수술법입니다. 알코올로 각막상피만을 살짝 벗긴 후 레이저로 시력을 교정한 뒤 다시 각막상피를 덮는 수술법입니다. 눈이 작거나 각막이 얇아서 라식 수술을 할 수 없는 고도근시의 경우에 적합한 수술 기법입니다. 철제 칼을 사용하지 않아 상대적으로 안전하게 수술할 수 있는 장점이 있습니다. 그러나 라식에 비해 시력 회복이 느리고, 수술 후 통증이나 눈물이 많이 나는 증상을 보이기도 합니다.

[3] 每种手术都各有利弊。
수술마다 장단점이 있습니다.

→ 시력 교정술은 누구나 언제든지 받을 수 있는 것이 아닙니다. 우선, 수술 전 정밀검사를 통해 수술의 가능 여부를 판단해야 합니다. 또한 우수한 방법임이 이미 증명되었다고 해도 그 방법이 모든 사람에게 가장 좋은 것도, 누구든지 원하기만 하면 수술을 받을 수 있는 것도 아닙니다.

절대적으로 완벽하고 좋은 치료 방법은 있을 수 없으며, 환자의 상황과 의사의 기술에 따라 각 방법마다 장점과 단점이 있습니다. 즉, 환자에 따라 이렇게 치료하는 것이 좋다는 적응증(indications, 适应症)과 이런 치료는 안 된다는 금기증(contraindications, 禁忌症)이 다릅니다. 따라서 환자는 각 수술 방법에 대한 장점, 단점, 가격 등에 대해 충분히 이해한 뒤 본인에게 맞는 치료를 선택하는 것이 바람직합니다.

라섹은 라식처럼 각막절편이 떨어질 염려가 없기 때문에 운동선수,

소방관 등 눈에 외상을 입을 가능성이 있는 직업을 가진 사람에게 좋습니다. 반면, 라식은 시술 다음날부터 일상생활이 가능할 정도로 회복이 빠른 것이 장점이므로 바로 등교나 출근을 해야 하는 학생이나 직장인에게 적합합니다.

(4) 독해 및 번역 연습

▶ 近视眼

近视眼是指光线进到眼睛后，不能恰好落在视网膜上，而是落在视网膜前面，因此看到的物像模糊不清。目前，由于长时间看电视、玩电脑以及不良生活习惯等原因，近视眼患者有增无减，人们对近视手术的关注度也日益提高。

随着科学技术的进步和医疗水平的提高，近视手术越来越成熟，现已成为矫治近视的一种安全而有效的方式。目前流行的近视手术，即准分子激光手术方法大致有三种：PRK、LASIK和LASEK。

PRK手术是最早用于临床的方法。PRK治疗对中低度近视、远视及散光安全有效，但因其术后疼痛、屈光回退等并发症，现较少使用。

LASIK手术是目前主流方式。其特点是拓宽了近视度数的矫治范围，术中术后无疼痛，视力恢复快。但LASIK治疗近视眼对角膜的厚度要求较高，角膜过薄就不适合这种治疗。

高度近视、角膜薄、眼睛较小的患者最好选择LASEK手术。与LASIK的不同之处在于，它不是用显微角膜刀来做瓣，而是用乙醇溶液先将角膜表面的上皮掀开，再利用激光打磨角膜表面，然后将上皮盖回原位置。

▶ Jnshìyǎn

Jìnshìyǎn shì zhǐ guāngxiàn jìndào yǎnjing hòu, bùnéng qiàhǎo luòzài shìwǎngmó shang, érshì luòzài shìwǎngmó qiánmiàn, yīncǐ kàndào de wùxiàng móhu bùqīng. Mùqián, yóuyú cháng shíjiān kàn diànshì, wán diànnǎo yǐjí bùliáng shēnghuó xíguàn děng yuányīn, jìnshìyǎn huànzhě yǒuzēngwújiǎn, rénmen duì jìnshì shǒushù de guānzhùdù yě rìyì tígāo.

Suízhe kēxué jìshù de jìnbù hé yīliáo shuǐpíng de tígāo, jìnshì shǒushù yuèláiyuè chéngshú, xiàn yǐ chéngwéi jiǎozhì jìnshì de yì zhǒng ānquán ér yǒuxiào de fāngshì. Mùqián liúxíng de jìnshì shǒushù, jí zhǔnfēnzǐ jīguāng shǒushù fāngfǎ dàzhì yǒu sān zhǒng: PRK, LASIK hé LASEK.

PRK shǒushù shì zuì zǎo yòngyú línchuáng de fāngfǎ. PRK zhìliáo duì zhōngdīdù jìnshì, yuǎnshì jí sǎnguāng ānquán yǒuxiào, dàn yīn qí shùhòu téngtòng, qūguāng huítuì děng bìngfāzhèng, xiàn jiào shǎo shǐyòng.

LASIK shǒushù shì mùqián zhǔliú fāngshì. Qí tèdiǎn shì tuòkuān le jìnshì dùshù de jiǎozhì fànwéi, shùzhōng shùhòu wú téngtòng, shìlì huīfù kuài. Dàn LASIK zhìliáo jìnshìyǎn duì jiǎomó de hòudù yāoqiú jiào gāo, jiǎomó guò báo jiù bú shìhé zhèzhǒng zhìliáo.

Gāodù jìnshì, jiǎomó báo, yǎnjing jiào xiǎo de huànzhě zuìhǎo xuǎnzé LASEK shǒushù. Yǔ LASIK de bùtóngzhīchù zàiyú, tā bú shì yòng xiǎnwēi jiǎomódāo lái zuò bàn, érshì yòng yǐchún róngyè xiān jiāng jiǎomó biǎomiàn de shàngpí xiānkāi, zài lìyòng jīguāng dǎmó jiǎomó biǎomiàn, ránhòu jiāng shàngpí gàihuí yuánwèizhì.

2) 백내장 (白内障)

(1) 회화

医生： 您今年贵庚?

病人： 今年七十了。

医生： 您哪里不舒服?

病人： 我这眼睛越来越不好使了，想查一下。

医生： 怎么回事，可以说得详细一点吗?

病人： 原来不戴眼镜也能看到东西，现在却看不着了。

医生： 视力下降是从什么时候开始的，是突发的还是逐渐发展的?

病人： 是逐渐发展的，从五年前开始感到左眼眼花。
老年人嘛，我想，视力慢慢下降也没什么大不了的。
我也没有其他毛病，所以一直没看医生。

医生： 从您的症状看，有点像白内障。
因为一般来说，远视力不会随着年龄的增长而下降。
老年人在白内障的早期，视力会慢慢下降，一直到最后看不见。
来，用裂隙灯查一下吧。

(检查后)

医生： 您患了白内障，需要做手术。

病人： 做手术? 在眼睛上开刀，觉得很恐怖。
不做手术，做药物治疗不行吗?

医生： 药物治疗不能根治白内障。
左眼已经成熟了，需要尽快做手术。
您的心情我能理解，不用怕。
白内障手术是比较常见的，安全性比较高。

病人： 会不会疼?

医生： 我们用滴眼药的形式做局部麻醉，不会疼的。
我们医院采用超声乳化术治疗，疼痛小，恢复快。请放心。

▶ **Báinèizhàng**

Yīshēng： Nín jīnnián guìgēng?

Bìngrén： Jīnnián qīshí le.

Yīshēng： Nín nǎli bù shūfu?

Bìngrén： Wǒ zhè yǎnjing yuèláiyuè bù hǎoshǐ le, xiǎng chá yíxià.

Yīshēng： Zěnme huí shì, kěyǐ shuō de xiángxì yìdiǎn ma?

Bìngrén： Yuánlái bú dài yǎnjìng yě néng kàndào dōngxi, xiànzài què kànbuzháo le.

Yīshēng： Shìlì xiàjiàng shì cóng shénme shíhou kāishǐ de, shì tūfā de háishì zhújiàn fāzhǎn de?

Bìngrén： Shì zhújiàn fāzhǎn de, cóng wǔ nián qián kāishǐ gǎndào zuǒyǎn yǎnhuā.

Lǎoniánrén má, wǒ xiǎng, shìlì mànmàn xiàjiàng yě méishénme dàbuliǎo de.

Wǒ yě méiyǒu qítā máobìng, suǒyǐ yìzhí méi kàn yīshēng.

Yīshēng： Cóng nín de zhèngzhuàng kàn, yǒudiǎn xiàng báinèizhàng.

Yīnwèi yìbānláishuō, yuǎnshìlì bú huì suízhe niánlíng de zēngzhǎng ér xiàjiàng.

Lǎoniánrén zài báinèizhàng de zǎoqī, shìlì huì mànmàn xiàjiàng, yìzhí dào zuìhòu kànbujiàn.

Lái, yòng lièxìdēng chá yíxià ba.

(Jiǎnchá hòu)

Yīshēng：Nín huàn le báinèizhàng, xūyào zuò shǒushù.

Bìngrén：Zuò shǒushù? Zài yǎnjingshang kāidāo, juéde hěn kǒngbù.

Bú zuò shǒushù, zuò yàowù zhìliáo bùxíng ma?

Yīshēng：Yàowù zhìliáo bù néng gēnzhì báinèizhàng.

Zuǒyǎn yǐjīng chéngshú le, xūyào jǐnkuài zuò shǒushù.

Nín de xīnqíng wǒ néng lǐjiě, búyòng pà.

Báinèizhàng shǒushù shì bǐjiào chángjiàn de, ānquánxìng bǐjiào gāo.

Bìngrén：Huìbuhuì téng?

Yīshēng：Wǒmen yòng dī yǎnyào de xíngshì zuò júbù mázuì, búhuì téng de.

Wǒmen yīyuàn cǎiyòng chāoshēngrǔhuàshù zhìliáo, téngtòng xiǎo, huīfù kuài. Qǐng fàngxīn.

(2) 단어 및 표현

□ 백내장	□ 白内障 [báinèizhàng]
□ 연세 / 춘추	□ 贵庚 [guìgēng]
□ 쓰기가 편하다 / 성능이 좋다	□ 好使 [hǎoshǐ]
➢ 눈이 밝다 / 눈이 좋다	➢ 眼睛好使
➢ 눈이 어둡다	➢ 眼睛不好使
➢ 귀가 밝다 / 귀가 잘 들리다	➢ 耳朵好使
➢ 귀가 어둡다	➢ 耳朵不好使
□ 시력 저하 / 시력이 나빠지다	□ 视力下降 [shìlì xiàjiàng]
□ 갑자기 발생하다	□ 突发 [tūfā]
□ 점점 / 점차	□ 逐渐 [zhújiàn]
□ 눈이 침침하다	□ 眼花 [yǎnhuā]
□ 별것 아니다 / 그리 대단한 것이 아니다	□ 没什么大不了的 [méishénme dàbuliǎode]
□ 세극등 현미경	□ 裂隙灯 [lièxìdēng]
□ 완치하다	□ 根治 [gēnzhì]
□ 되도록 빨리	□ 尽快 [jǐnkuài]
□ 성숙하다 / 무르익다	□ 成熟 [chéngshú]
□ 수술하다	□ 开刀 [kāidāo]
□ 두렵다 / 무섭다	□ 恐怖 [kǒngbù]
□ (액체를) 한 방울씩 떨어뜨리다	□ 滴 [dī]
➢ 안약을 넣다 / 안약을 점안하다	➢ 滴眼药 [dī yǎnyào]
➢ 링거액을 놓다 / 수액하다	➢ 打点滴 [dǎdiǎndī]
□ 초음파유화술	□ 超声乳化术 [chāoshēngrǔhuàshù]

(3) 이해

[1] **您患了白内障。**
백내장에 걸리셨습니다.

→ 백내장은 눈의 수정체가 흐려져서 시력 장애를 일으키는 질환입니다. 백내장에 걸리면 검은 눈동자가 희게 보이기 때문에 '백(白)'자가 붙었고, '내장(內障)'은 말 그대로 눈 안에 장애가 온 질환을 뜻합니다. 크게 선천성과 후천성으로 구별할 수 있으며, 후천성인 노인성 백내장이 가장 흔합니다.

카메라의 렌즈와 기능이 비슷한 수정체는 투명하고 깨끗한 상태가 정상인데, 백내장이 있으면 혼탁해집니다. 백내장이 진행될수록 안개가 낀 것처럼 뿌옇게 보이고, 밝은 곳에서 시력이 더 떨어지기도 합니다. 또 눈물, 눈부심 증상이 나타나거나 사물이 두 개로 보이는 경우도 있습니다. 증상이 더 진행되면 명암만 보이다 실명 상태에 이르기도 합니다.

백내장이 생기는 원인은 노화, 눈의 외상, 장기적인 스테로이드 사용, 당뇨병 등의 대사성 질환, 유전 등이 있습니다. 하지만 대부분은 45세 이상에서 수정체의 노화현상으로 발생하는 노인성 백내장입니다.

노인성 백내장은 매우 천천히 진행되는 것이 특징입니다. 정상적인 시력에서 아주 느리게 조금씩 시력저하가 발생하기 때문에 뚜렷한 시력저하가 올 때까지 방치하는 경우가 많습니다. 따라서 정기적으로 건강검진을 하고, 침침하고 뿌옇게 보이는 증세가 발생하면 일단 백내장인지 의심해 보는 것이 좋습니다.

[2] **您的心情我能理解，不用怕。**
환자 분의 심정을 이해합니다만 두려워하실 필요 없습니다.

→ 환자의 생각, 걱정, 슬픔, 두려움 등을 이해하고 공감하는 표현은 환사와 관계 형성을 촉진할 수 있습니다.

① 我能理解，知道疼痛还可能不断反复，对你来说一定很可怕。

② 我能感觉到你对自己的病有多烦恼。

③ 我能体会到要你谈这些有多困难。

④ 我能看得出你被这个消息弄得心烦意乱。

[3] 我们医院有超声乳化技术，疼痛小，恢复快。

저희 병원은 초음파유화 기술이 있어 통증이 적고 회복이 빠릅니다.

→ 백내장 초기에는 점안약과 내복약으로 약물 치료를 하고 자외선 차단 등으로 병의 진행을 최대한 늦추는 조치를 취합니다. 그러나 약물 치료만으로는 혼탁해진 수정체가 다시 맑아지지 않기 때문에 결국 수술적인 치료가 필요합니다.

과거에는 절개를 크게 하고 백내장을 통째로 제거했던 수술을 했습니다. 이러한 수술은 위험할 뿐만 아니라 시력회복도 오래 걸려 일주일 정도 입원이 필요했습니다. 그러나 요즘은 '초음파유화술'이라는 신 기술을 사용합니다. 이 방법은 절개를 최소화하기 때문에 수술 시간이 짧고 통증도 적으며 시력회복도 아주 빠릅니다. 그러나 백내장이 너무 많이 진행된 경우에는 수술 방법이 복잡해질 수 있기 때문에 정기적인 검진을 통해 적절한 시기에 수술을 하는 것이 좋습니다.

(4) 독해 및 번역 연습

▶ 白内障

白内障是指由先天或后天等各种因素引起的晶状体混浊，视力下降。老化、遗传、代谢异常、外伤、中毒和营养不良等都可引起晶状体混浊。

白内障是中老年人的常见眼病，随着超声乳化术及人工晶体技术的广泛应用，白内障手术的安全性与有效性均大为提高。

亚洲人患白内障后更易继发青光眼，而且，过于成熟的白内障还会增加手术的难度，降低手术效果。由于不同的患者接受手术的时机早晚各有不同，因此一旦发现患有白内障，一定要及早就医，定期复查，由医生帮助判断、选择合适的手术时机。

▶ **Báinèizhàng**

Báinèizhàng shì zhǐ yóu xiāntiān huò hòutiān děng gèzhǒng yīnsù yǐnqǐ de jīngzhuàngtǐ hùnzhuó, shìlì xiàjiàng. Lǎohuà, yíchuán, dàixiè yìcháng, wàishāng, zhòngdú hé yíngyǎng bùliáng děng dōu kě yǐnqǐ jīngzhuàngtǐ hùnzhuó.

Báinèizhàng shì zhōnglǎoniánrén de chángjiàn yǎnbìng, suízhe chāoshēngrǔhuàshù jí réngōng jīngtǐ jìshù de guǎngfàn yìngyòng, báinèizhàng shǒushù de ānquánxìng yǔ yǒuxiàoxìng jūn dàwéi tígāo.

Yàzhōurén huàn báinèizhàng hòu gèng yì jìfā qīngguāngyǎn, érqiě, guòyú chéngshú de báinèizhàng hái huì zēngjiā shǒushù de nándù, jiàngdī shǒushù xiàoguǒ. Yóuyú bùtóng de huànzhě jiēshòu shǒushù de shíjī zǎowǎn gè yǒu bùtóng, yīncǐ yídàn fāxiàn huànyǒu báinèizhàng, yídìng yào jízǎo jiùyī, dìngqī fùchá, yóu yīshēng bāngzhù pànduàn, xuǎnzé héshì de shǒushù shíjī.

6. 치과 (牙科)

치과는 치아, 구강 및 악안면(턱, 얼굴) 영역의 질환이나 기형을 진단하고 치료하는 영역입니다. 주요 질환으로는 치아 우식증(龋齿 [qǔchǐ]), 치수염(牙髓炎 [yásuǐyán]), 치아 변색(牙齿变色 [yáchǐbiànsè]), 치경부 마모증(牙颈部磨损 [yájǐngbù mósǔn]), 시린이(倒牙 [dǎoyá]), 치은염(牙龈炎 [yáyínyán]), 치주염(牙周炎 [yázhōuyán]), 입냄새(口臭 [kǒuchòu]), 구강암(口腔癌 [kǒuqiāngái]) 등이 있습니다.

치과의사는 전문적 교육을 받은 치위생사(진료 보조, 스케일링 등 업무)와 치기공사(보철물 제작)의 도움을 받아 각종 진료를 수행합니다.

치과 진료는 발치, 임플란트, 치주 수술 등의 외과적 치료, 우식와동 충전 치료(아말감 충전, 레진 충전, 금 인레이), 신경 치료, 보철치료, 심미 치료(라미네이트, 치아 미백), 치열 교정 치료 등 비외과적 치료, 불소도포, 치석 제거 등 예방적 치료로 나눌 수 있습니다.

1) 치아 우식증 (齲齒)

(1) 회화

医生： 你好！你哪儿不舒服?

病人： 我的牙疼得要命。

医生： 哪颗牙疼？

病人： 左下边最后一颗牙，吃东西老塞牙。

吃冷、热的食物，会特别酸疼。

医生： 我来看看，请张开嘴，说“啊”。

您的两颗磨牙蛀了，要尽早进行补牙修复。

您要选择哪种补牙材料？

病人： 有哪些材料？哪种最好呢？

医生： 主要有银汞合金、复合树脂和黄金这三类。

不同的材料，在性能、美观、寿命、价格等方面有比较大的差异。

首先，银汞合金呢，价格便宜，结实耐用。但是不美观，磨牙相对较多，而且对身体有害，所以已经逐渐被淘汰。

其次，复合树脂与自然牙色泽协调，很美观，磨牙较少，但耐磨性不足。

最后，黄金的优点是寿命长，结实耐用。但是不太美观，价格昂贵。

病人： 我想用树脂来补。

医生： 好的。那开始治疗吧。

请张大嘴，再张大点，坚持……

好了，结束了。请漱一下口。

▶ **Qǔchǐ**

Yīshēng : Nǐ hǎo! Nǐ nǎr bù shūfu?

Bìngrén : Wǒ de yá téng de yàomìng.

Yīshēng : Nǎ kē yá téng?

Bìngrén : Zuǒ xiàbiān zuìhòu yì kē yá, chī dōngxi lǎo sāiyá.
Chī lěng, rè de shíwù, huì tèbié suānténg.

Yīshēng : Wǒ lái kànkan, qǐng zhāngkāi zuǐ, shuō "a".
Nín de liǎng kē móyá zhù le, yào jǐnzǎo jìnxíng bǔyá xiūfù.
Nín yào xuǎnzé nǎ zhǒng bǔyá cáiliào?

Bìngrén : Yǒu nǎxiē cáiliào? Nǎ zhǒng zuìhǎo ne?

Yīshēng : Zhǔyào yǒu yíngǒnghéjīn, fùhéshùzhī hé huángjīn zhè sān lèi.
Bùtóng de cáiliào, zài xìngnéng, měiguān, shòumìng, jiàgé děng fāngmiàn yǒu bǐjiào dà de chāyì.
Shǒuxiān, yíngǒnghéjīn ne, jiàgé piányi, jiēshi nàiyòng. Dànshì bù měiguān, móyá xiāngduì jiào duō, érqie duì shēntǐ yǒuhài, suǒyǐ yǐjīng zhújiàn bèi táotài.
Qícì, fùhéshùzhī yǔ zìrányá sèzé xiétiáo, hěn měiguān, móyá jiào shǎo, dàn nàimóxìng bùzú.
Zuìhòu, huángjīn de yōudiǎn shì shòumìng cháng, jiēshi nàiyòng. Dànshì bú tài měiguān, jiàgé ángguì.

Bìngrén : Wǒ xiǎng yòng shùzhī lái bǔ.

Yīshēng : Hǎode. Nà kāishǐ zhìliáo ba.
Qǐng zhāng dà zuǐ, zài zhāng dà diǎn, jiānchí······
Hǎo le, jiéshù le. Qǐng shù yíxià kǒu.

(2) 단어 및 표현

□ 치아 우식증	□ ㊩ 龋齿 [qǔchǐ] ㊩ 龋病 [qǔbìng]
□ 충치	□ ㊀ 蛀牙 [zhùyá] ㊀ 虫牙 [chóngyá]
□ 이를 때우다 / 충치를 때우다 충치 충전	□ ㊀ 补牙 [bǔyá] ㊩ 充填术 [chōngtiánshù]
□ 충전재	□ 补牙材料 [bǔyá cáiliào]
□ 치아를 세는 양사	□ 颗 [kē]
□ 이에 끼다	□ 塞牙 [sāiyá]
➢ 음식물이 끼다	➢ 食物嵌塞 [shíwù qiànsāi]
□ 시리다 / 시큰거리다	□ 酸疼 [suānténg]
➢ 이가 시리다 / 시큰거리다	➢ ㊀ 倒牙 [dǎoyá]
□ 어금니 / (잘 때) 이를 갈다 / 치아를 삭제하다	□ 磨牙 [móyá]
□ 수복하다 / 복구하다	□ 修复 [xiūfù]
□ 아말감	□ 银汞合金 [yíngǒnghéjīn]
□ 복합레진	□ 复合树脂 [fùhéshùzhī]
□ 보기 좋다 / 심미적이다	□ 美观 [měiguān]
□ 튼튼하다 / 견고하다	□ 结实 [jiēshi]
□ 내구성이 좋다 / 오래 가다	□ 耐用 [nàiyòng]
□ 자연치	□ 自然牙 [zìrányá] / 天然牙 [tiānrányá]
➢ 인공치아 / 틀니 / 의치	➢ ㊀ 假牙 [jiǎyá] ㊩ 义齿 [yìchǐ]
□ 색깔과 광택	□ 色泽 [sèzé]
□ 어울리다 / 조화롭다	□ 协调 [xiétiáo]
□ 내마모성 / 마모저항성	□ 耐磨性 [nàimóxìng]
□ 비싸다	□ 昂贵 [ángguì]
➢ 저렴하다	➢ 低廉 [dīlián]

□ 입안을 헹구다 / 양치하다
- ➢ 가글 / 함수제

□ 漱口 [shùkǒu]
- ➢ 漱口水 [shùkǒushuǐ]

(3) 이해

[1] 龋齿 (龋病、蛀牙、虫牙)
치아 우식증. 충치

→ 충치는 치아에서 가장 흔히 볼 수 있는 질환으로 정식 학술 용어로는 '치아 우식증'이라고 합니다.

충치의 원인은 여러 가지가 복합적으로 작용하지만 가장 중요한 것은 치태(플라그, 牙菌斑)입니다. 치태는 점착성이 강하여 치아 표면에 잘 부착됩니다. 치아에 치태 침착이 일어나면 치태 내의 세균의 대사에 의해 산이 생성되면서 pH(산도)가 낮아집니다. 석회 성분으로 구성된 치아가 이 산(acid)에 의해 탈회가 일어나고 파괴되어 아픔을 느끼게 되는 것이 바로 치아 우식, 즉 충치입니다.

[2] 您的两颗磨牙蛀了，要尽早进行补牙修复。
어금니 두 개가 썩어서 빨리 치료를 해야겠습니다.

→ 각종 치아의 명칭을 알아봅시다.

□ 영구치	□ 恒牙 [héngyá]
□ 젖니 / 유치	□ 奶牙 [nǎiyá] / 乳牙 [rǔyá]
□ 앞니 / 중절치	□ 门牙 [ményá] / 中切牙 [zhōngqiēyá]
□ 작은 앞니 / 측절치	□ 小门牙 [xiǎoményá] / 侧切牙 [cèqiēyá]
□ 송곳니 / 견치	□ 犬牙 [quǎnyá] / 尖牙 [jiānyá]
□ 작은 어금니 / 소구치	□ 前磨牙 [qiánmóyá] / 双尖牙 [shuāngjiānyá] / 小臼齿 [xiǎojiùchǐ]
□ 큰 어금니 / 대구치	□ 磨牙 [móyá] / 大臼齿 [dàjiùchǐ]
□ 사랑니 / 제3대구치	□ 智齿 [zhìchǐ] / 第三磨牙 [dì sān móyá]
□ 덧니	□ 虎牙 [hǔyá]

[3] 主要有银汞合金、复合树脂和黄金这三类。
대표적으로 아말감, 복합레진, 금 이렇게 세 종류가 있습니다.

→ 치아에 충치가 생기면 충치의 위치, 모양, 깊이, 크기에 따라 적절한 재료를 결정해 수복해야 하는 보철 치료가 필요합니다. 보철 치료에 사용되는 충전재의 종류는 아말감, 복합레진, 금 등이 있습니다. 각기 장단점이 있기 때문에 충치의 상태와 심미성, 가격까지 다양하게 고려하여 맞춤형으로 치료할 수 있습니다.

각 충전재의 특징을 알아보면, 아말감은 과거부터 많이 써오던 충전재이지만 최근에는 수은 중독 위험으로 잘 사용하지 않습니다. 치료 비용이 저렴해 경제적인 부담이 적지만 치아와 접착되는 정도가 약해 사용하다 보면 틈새가 벌어져 이가 시리거나 2차 충치가 생기기도 합니다.

복합레진은 치아색을 띠는 인체에 무해한 플라스틱의 일종으로 치아와 접촉이 잘 되는 편이고 심미적인 부분에서 우수한 충전재입니다. 충치의 범위가 적거나 벌어진 치아 사이, 부분적으로 깨진 치아에 사용됩니다. 비용은 아말감보다 조금 비싸지만 웃거나 말할 때 충치 치료를 한 부분이 티가 나지 않아 많은 이들이 선호합니다.

마지막으로 금은 자연치와 가장 비슷한 속성을 지녀 좋은 충전재라고 할 수 있습니다. 변색과 충치가 생기지 않고 수복의 범위가 넓어도 치료가 가능하고, 다른 재료들보다 수명이 깁니다. 하지만 레진에 비해 심미성이 떨어져 주로 잘 보이지 않는 어금니에 많이 사용합니다.

(4) 독해 및 번역 연습

▶ **龋齿**

龋齿，俗称虫牙、蛀牙，是指牙齿组织逐渐毁坏形成缺损的一种疾病。龋齿的发病率很高，已被世界卫生组织（WHO）列为继冠心病、癌症之后的第三大疾病，是全人类最普遍的疾病之一。

龋齿是一种多因素疾病，主要是细菌、宿主和饮食三大因素相互作用致病，最易发于磨牙。如果早期发现龋齿，及时治疗，那么患者痛苦小，治疗也简单，效果好。但是，龋齿的早期症状不明显，不易被患者发现。因此，我们应该进行定期检查，以便及时得到治疗。

▶ **Qǔchǐ (zhùyá, chóngyá)**

Qǔchǐ, súchēng chóngyá, zhùyá, shì zhǐ yáchǐ zǔzhī zhújiàn huǐhuài xíngchéng quēsǔn de yì zhǒng jíbìng. Qǔchǐ de fābìnglǜ hěn gāo, yǐ bèi Shìjièwèishēngzǔzhī (WHO) lièwéi jì guānxīnbìng, áizhèng zhīhòu de dì sān dà jíbìng, shì quán rénlèi zuì pǔbiàn de jíbìng zhīyī.

Qǔchǐ shì yì zhǒng duō yīnsù jíbìng, zhǔyào shì xìjūn, sùzhǔ hé yǐnshí sān dà yīnsù xiānghù zuòyòng zhìbìng, zuì yìfāyú móyá. Rúguǒ zǎoqī fāxiàn qǔchǐ, jíshí zhìliáo, nàme huànzhě tòngkǔ xiǎo, zhìliáo yě jiǎndān, xiàoguǒ hǎo. Dànshì, qǔchǐ de zǎoqī zhèngzhuàng bù míngxiǎn, búyì bèi huànzhě fāxiàn. Yīncǐ, wǒmen yīnggāi jìnxíng dìngqījiǎnchá, yǐbiàn jíshí dédào zhìliáo.

2) 임플란트

(1) 회화

▶ 种植牙

病人： 我的左侧磨牙疼得很厉害，不能嚼东西。

医生： 让我检查一下吧。请张开嘴。
是这颗牙吧？哦，您的牙坏得很厉害，需要拔掉。
我建议您拔牙以后做种植牙。

病人： 种植牙是不是很贵？

医生： 一颗两百万韩元左右。

病人： 种植牙手术会不会很疼？

医生： 您几乎感觉不到什么疼痛感。
种植牙手术大致分为两个阶段。
第一个阶段是在牙槽骨内植入种植体。
这是一个外科手术，必须借助于麻醉才能完成。
第一个阶段只需要三十分钟左右，整个过程很短，不会痛。
术后也只是有一些轻微的反应。
到了第二个阶段，也就是说在种植体上做相应修复的时候，
不需要任何麻醉了，也不会很疼。

病人： 那种植牙治疗周期长不长？会用多长时间来治疗？

医生： 种植牙治疗周期比较长。
因为一期的手术必须在骨头里打一个种植钉进去。
这个种植钉跟骨头的结合一般需要三到六个月的时间。
等它跟骨头完全愈合以后，才能做后期手术。
因此，整个过程大概需要三到六个月。

病人： 种植牙能用多长时间？

医生： 只要护理得好，基本上就非常接近天然牙的寿命。

病人： 这样啊，我考虑一下吧。

▶ **Zhòngzhíyá**

Bìngrén：Wǒ de zuǒcè móyá téng de hěn lìhai, bùnéng jiáo dōngxi.

Yīshēng：Ràng wǒ jiǎnchá yíxià ba. Qǐng zhāngkāi zuǐ.

Shì zhè kē yá ba? Ò, nín de yá huài de hěn lìhai, xūyào bádiào.

Wǒ jiànyì nín báyá yǐhòu zuò zhòngzhíyá.

Bìngrén：Zhòngzhíyá shìbushì hěn guì?

Yīshēng：Yì kē liǎngbǎiwàn hányuán zuǒyòu.

Bìngrén：Zhòngzhíyá shǒushù huìbuhuì hěn téng?

Yīshēng：Nín jīhū gǎnjuébudào shénme téngtònggǎn.

Zhòngzhíyá shǒushù dàzhì fēnwéi liǎng ge jiēduàn.

Dì yī ge jiēduàn shì zài yácáogǔ nèi zhírù zhòngzhítǐ.

Zhè shì yí ge wàikē shǒushù, bìxū jièzhùyú mázuì cái néng wánchéng.

Dì yī ge jiēduàn zhǐ xūyào sānshí fènzhōng zuǒyòu, zhěnggè guòchéng hěn duǎn, bú huì tòng.

Shù hòu yě zhǐshì yǒu yìxiē qīngwēi de fǎnyìng.

Dàole dì èr ge jiēduàn, yě jiùshìshuō zài zhòngzhítǐshang zuò xiāngyìng xiūfù de shíhou, bù xūyào rènhé mázuì le, yě bú huì hěn téng.

Bìngrén：Nà zhòngzhíyá zhìliáo zhōuqī chángbucháng? Huì yòng duōcháng shíjiān lái zhìliáo?

Yīshēng： Zhòngzhíyá de zhìliáo zhōuqī bǐjiào cháng.

Yīnwèi yīqī de shǒushù bìxū zài gǔtouli dǎ yí ge zhòngzhídīng jìnqù.

Zhè ge zhòngzhídīng gēn gǔtou de jiéhé yìbān xūyào sān dào liù ge yuè de shíjiān.

Děng tā gēn gǔtou wánquán yùhé yǐhòu, cái néng zuò hòuqī shǒushù.

Yīncǐ, zhěngge guòchéng dàgài xūyào sān dào liù ge yuè.

Bìngrén： Zhòngzhíyá néng yòng duōcháng shíjiān?

Yīshēng： Zhǐyào hùlǐ de hǎo, jīběnshang jiù fēicháng jiējìn tiānrányá de shòumìng.

Bìngrén： Zhèyàng a, wǒ kǎolǜ yíxià ba.

(2) 단어 및 표현

□ 임플란트	□ 种植牙 [zhòngzhíyá]
□ 씹다	□ 嚼 [jiáo]
➢ 씹다 / 저작하다	➢ 咀嚼 [jǔjué]
➢ 저작근	➢ 咀嚼肌 [jǔjuéjī]
➢ 저작력	➢ 咀嚼力 [jǔjuélì]
□ 뽑다	□ 拔 [bá]
➢ 이를 뽑다 / 발치하다	➢ 拔牙 [báyá]
□ 치조골 / 잇몸뼈	□ 牙槽骨 [yácáogǔ]
□ 임플란트 본체	□ 种植体 [zhòngzhítǐ] / 种植钉 [zhòngzhídìng]
□ 도움을 받다 / 힘을 빌리다	□ 借助 [jièzhù]
□ 약하다 / 경미하다	□ 轻微 [qīngwēi]
□ 결합하다	□ 结合 [jiéhé]
□ 아물다	□ 愈合 [yùhé]
➢ 골유착	➢ 骨愈合 [gǔyùhé] / 骨结合 [gǔjiéhé]
□ 관리하다 / 간호하다	□ 护理 [hùlǐ]
□ 가깝다 / 근접하다	□ 接近 [jiējìn]
□ 수명 / 사용 수명	□ 寿命 [shòumìng]

(3) 이해

[1] 我建议您拔牙以后做种植牙。
이를 뽑고 임플란트를 하시길 권합니다.

→ 임플란트란 상실된 치아를 인공치아로 대체하여 본래 자신의 치아와 같은 건강한 치아를 가지게 하는 수술법입니다. 임플란트는 충치나 치주질환으로 인해 이가 빠졌을 때 사용하는 가장 뛰어난 보철물로, 자연치와 매우 유사한 기능을 가지고 있어 유치와 영구치에 이어 '제3의 치아'라고 불립니다.

[2] 种植牙手术大致分为两个阶段。
임플란트 시술은 크게 두 단계로 나눌 수 있습니다.

→ 임플란트는 시술 기간이 긴 만큼 치료 과정도 복잡합니다. 임플란트 치료 과정은 1차 수술, 2차 수술 및 보철물 장착 단계로 나눌 수 있습니다.

1차 수술에서는 잇몸을 절개하여 치조골(잇몸뼈)에 구멍을 뚫어 임플란트를 심고, 절개했던 잇몸을 다시 봉합합니다. 이때 치조골에 들어간 임플란트가 주위 뼈 조직과 결합하여(골유착) 고정되는 기간이 필요합니다. 일반적으로 아래턱에서는 3~4개월, 윗턱에서는 5~6개월 정도 필요하며, 환자의 전신상태나 뼈의 상태에 따라 달라질 수 있습니다.

2차 수술은 임플란트와 치조골이 단단히 붙은 후, 잇몸 밖으로 인공치아 보철물을 해 넣을 수 있게 기둥을 연결하는 과정입니다. 때로는 이 2차 수술을 생략할 수도 있고 임플란트의 조건에 따라서 없는 경우도 있습니다. 잇몸이 치유되면 본을 떠서 인공치아 보철물을 장착합니다.

[3] **第一个阶段是在牙槽骨内植入种植体。**

1단계는 치조골에 임플란트 본체를 심는 것입니다.

→ 치아의 구조에 대해 살펴보고 각 부분의 명칭을 알아봅시다.

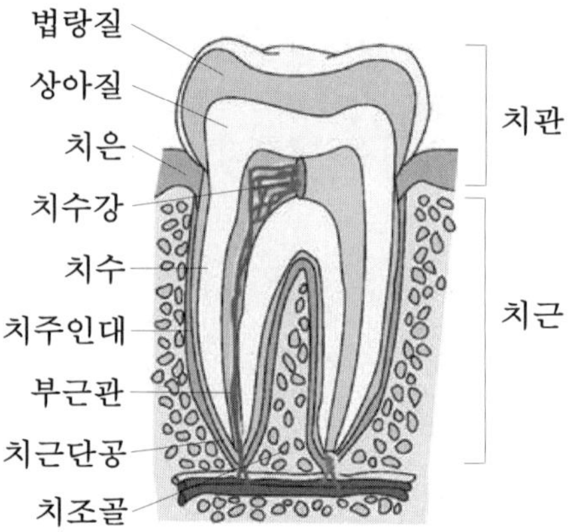

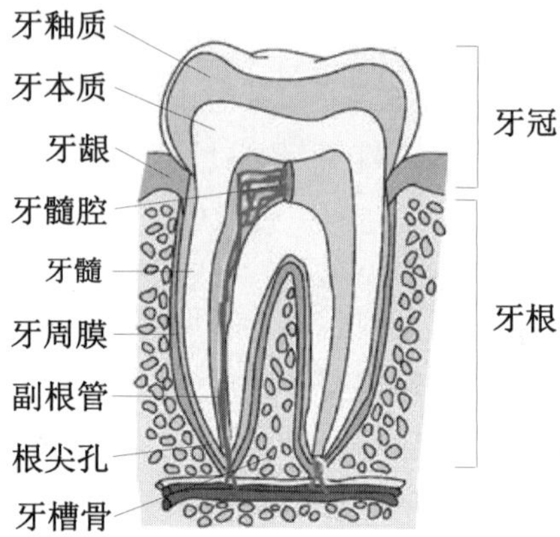

- ☐ 치관 / 치아머리(crown)
- ☐ 치경 / 치아목(neck)
- ☐ 치근 / 치아뿌리(root)
- ☐ 치아뿌리끝(apex)
- ☐ 법랑질 / 에나멜질(enamel)
- ☐ 상아질(dentin)
- ☐ 치수(pulp)
- ☐ 치수강(pulp cavity)
- ☐ 백악질 / 시멘트질(cementum)
- ☐ 치은 / 잇몸(gingiva)

- ☐ 치주막 / 치주인대(membrane)
- ☐ 부근관(accessory canal)
- ☐ 치근단공(apical foramen)
- ☐ 치조골 / 잇몸뼈(alveolar bone)

- ☐ 牙冠 [yáguàn]
- ☐ 牙颈 [yájǐng]
- ☐ 牙根 [yágēn]
- ☐ 根尖 [gēnjiān]
- ☐ 牙釉质 [yáyòuzhì]
- ☐ 牙本质 [yáběnzhì]
- ☐ 牙髓 [yásuǐ]
- ☐ 牙髓腔 [yásuǐqiāng]
- ☐ 牙骨质 [yágǔzhì]
- ☐ ㉠ 牙龈 [yáyín]
  ㉡ 牙床 [yáchuáng]
- ☐ 牙周膜 [yázhōumó]
- ☐ 副根管 [fùgēnguǎn]
- ☐ 根尖孔 [gēnjiānkǒng]
- ☐ 牙槽骨 [yácáogǔ]

(4) 독해 및 번역 연습

▶ **种植牙**

种植牙是指在植入的人工牙根上镶装假牙，是当今国际口腔医学界公认的缺牙首选修复方式。种植牙选用与人体相容性好的材料，制成特定的形态，植入到牙槽骨内而形成人工牙根，之后在人工牙根上进行修复，恢复缺失牙齿的形态和功能。

种植牙形态逼真、舒适，咀嚼功能和真牙一样，比传统假牙更加美观，功能更强，生命力更长久，最接近自然牙，被誉为继乳牙和恒牙之后人类的第三副牙齿。

▶ **Zhòngzhíyá**

Zhòngzhíyá shì zhǐ zài zhírù de réngōng yágēn shang xiāngzhuāng jiǎyá, shì dāngjīn guójì kǒuqiāng yīxuéjiè gōngrèn de quēyá shǒuxuǎn xiūfù fāngshì. Zhòngzhíyá xuǎnyòng yǔ réntǐ xiāngróngxìng hǎo de cáiliào, zhìchéng tèdìng de xíngtài, zhírùdào yácáogǔ nèi ér xíngchéng réngōng yágēn, zhīhòu zài réngōng yágēn shang jìnxíng xiūfù, huīfù quēshī yáchǐ de xíngtài hé gōngnéng.

Zhòngzhíyá xíngtài bīzhēn, shūshì, jǔjué gōngnéng hé zhēnyá yíyàng, bǐ chuántǒng jiǎyá gèngjiā měiguān, gōngnéng gèng qiáng, shēngmìnglì gèng chángjiǔ, zuì jiējìn zìrányá, bèi yùwéi jì rǔyá hé héngyá zhīhòu rénlèi de dì sān fù yáchǐ.

Ⅲ.

본문 및 예문 참고번역

Ⅲ. 본문 및 예문 참고번역

1. 내과

1) 감기

(1) 회화

의사 : 안녕하세요! 어디가 불편하신지요?

환자 : 머리가 아프고, 열이 납니다.

의사 : 언제부터 열이 나기 시작했나요?

환자 : 어제부터 열이 나는 것 같습니다.

의사 : 어떻게 시작되었죠?

환자 : 그저께 밖에 나갔다가 비를 맞아서 감기에 걸렸습니다.

의사 : 환자 분의 체온을 한 번 재보겠습니다.
38.5도네요. 오한이 나시나요?

환자 : 어제는 조금 오한이 들었는데, 오늘은 열만 나는 것 같네요.

의사 : 또 불편한 곳이 있습니까?

환자 : 콧물이 나고, 코가 막히고, 목이 간지럽습니다.

의사 : 기침을 합니까?

환자 : 마른기침을 조금합니다.

의사 : 입을 벌려 보세요. 편도선이 조금 부었네요.
온몸이 쑤시고 힘이 없으신가요?

환자 : 아니오.

의사 : 그냥 일반 감기네요. 큰 문제는 없습니다.
주사 한 대 놓아 드리고, 사흘치 약을 처방해드리겠습니다.
집에 돌아가셔서 며칠 푹 쉬시고 반드시 물을 많이 드세요.

(2) 이해

[1] 어디가 불편하세요?

① 환자의 증상 묻기

의사 : 어떤 증상이 있습니까?
환자 : 머리가 어지럽고, 메스껍고 구토가 납니다.

② 환자의 구체적인 증상 묻기

의사 : 오늘은 좀 괜찮아지셨나요?
환자 : 머리가 너무 아픕니다.
의사 : 어떻게 아프신가요?
환자 : 뒤통수가 찌르는 것같이 아파요.

③ 환자에게 병의 경과 묻기

의사 : 오늘은 좀 어떠세요?
환자 : 조금 좋아졌어요.
　　　많이 좋아졌어요.
　　　어제랑 비슷한 것 같아요.
　　　머리가 아직도 조금 아파요.

④ 보호자에게 병의 경과 묻기

의사 : 환자의 현재 상태는 어떻습니까?
보호자 : 잠들었어요, 방금 또 토를 했고요.

[2] 疼과 痛

① 구어

- 배가 아프다.
- 아프지 않을 겁니다.

[3] 감기

① 어젯밤에 감기에 걸려서 머리가 조금 아픕니다.

② 어젯밤에 잘 때 추워서 감기에 걸렸습니다.

(3) 독해 및 번역 연습

▶ 감기

감기는 '일반감기'와 '유행성감기' 두 종류로 나눌 수 있습니다. 일반감기는 각종 바이러스에 의해 발병하는 흔한 호흡기질환으로, 콧물, 코 막힘, 기침, 목 간지러움 등의 증상이 나타납니다. 유행성감기는 인플루엔자 바이러스에 의해 발병하는 급성 호흡기 전염병입니다. 환자의 호흡기에 서식하는 바이러스는 환자가 기침이나 재채기를 할 때 생기는 작은 물방울(비말)을 통해 다른 사람에게 전염됩니다. 유행성감기의 증상은 온몸에 걸쳐 나타나며 기침, 코 막힘, 발열, 오한, 땀, 몸살, 두통, 근육통, 피로와 무기력함, 식욕부진 등의 증상이 있습니다. 심하면 폐렴이나 다른 합병증을 유발해 생명이 위험해질 수도 있습니다.

감기는 자연치유성 질환으로 합병증이 없는 경우라면 일반적으로 항생제 치료가 필요하지 않습니다. 그러나 만성질환이 있는 노인과 영유아 환자는 인두염이나 편도선염이 심하고 체온과 백혈구 수치가 증가할 경우 적절한 항생제 사용을 고려해 볼 필요가 있습니다. 발열 환자는 누워서 휴식을 취하고 충분한 수면을 취하며 따뜻한 물을 많이 마시도록 합니다. 체온이 38.5도 이상일 경우 해열제를 적절히 복용할 수 있습니다. 감기는 특효약이 없기 때문에 주로 증상에 따라 치료를 합니다. 발열, 오한, 근육 및 관절통은 아스피린과 같은 해열진통제를 복용할 수 있습니다.

2) 폐렴

(1) 회화

의사 : 무슨 일이시죠?

환자 : 기침이 그치질 않아서 정말 견딜 수가 없습니다.

의사 : 언제부터 기침을 하기 시작하셨죠?

환자 : 지난 주 화요일부터 시작되었는데, 그저께부터 더 심해졌습니다.

의사 : 기침을 할 때 가래가 나옵니까?

환자 : 네.

의사 : 무슨 색깔입니까?

환자 : 누런색입니다.

의사 : 가래에 피가 섞여 나옵니까?

환자 : 아니오.

의사 : 가슴이 아픈가요?

환자 : 기침을 심하게 하면 가슴이 아픕니다.

의사 : 폐를 청진해 보겠습니다.

환자 : 네.

의사 : 침대에 누우시고, 셔츠의 단추를 풀어주세요.
자, 숨을 들이쉬고, 내쉬세요.
호흡음이 약하고 폐에서 수포음이 들리네요.
환자 분의 증상으로 미루어볼 때 폐렴으로 진단할 수 있습니다.
좀 더 정밀한 검사가 필요합니다. 우선 엑스레이 사진을 찍어봅시다.

(2) 이해

[1] 어쩌다가 그렇게 되셨습니까?

① 얼굴이 어쩌다가 그렇게 되셨습니까?

② 입술이 어쩌다가 그렇게 되셨습니까?

③ 그 사람의 눈이 어쩌다가 그렇게 되었습니까?

④ 그 환자 분의 발이 어쩌다가 그렇게 되었습니까?

[2] 血의 발음

[xiě]

① 재채기를 할 때 코에서 피가 조금 나왔습니다.

② 그 아이는 다쳐서 머리에서 피가 많이 났습니다.

③ 그는 갑자기 피를 계속 토했습니다.

④ 우선 엑스레이 사진을 찍고 나서 피 검사를 합시다.

[3] 환자 분의 증상에 근거하여 폐렴으로 진단할 수 있습니다.

① 검사 결과에 따라 그는 담낭염으로 진단되었습니다.

② 의사는 잠정적으로 당뇨병으로 진단했습니다.

③ 임상 증상과 건강검진 결과를 종합해 볼 때, 관상동맥질환으로 잠정진단 했습니다.

④ 현재로서는 아직 확실히 진단을 내릴 수 없습니다.

⑤ CT 검사 결과 뇌출혈로 확진되었습니다.

⑥ 그는 감기를 신종플루로 오진했습니다.

(3) 독해 및 번역 연습

▶ **폐렴**

폐렴은 다양한 병원체(세균, 바이러스, 기생충 등) 또는 기타요인(방사선, 화학물질, 알레르기 요인 등)에 의해 발병하는 폐의 염증입니다. 임상증상으로는 발열, 기침, 객담, 빠른 호흡, 호흡곤란, 마른기침이 있고, 흉부엑스레이 촬영을 하면 폐에 음영이 나타납니다. 라셀음은 폐렴에서 흔히 보이는 징후로 수포음이라고도 하며 인체가 숨을 들이쉴 때 기체가 호흡기 내부의 분비물을 통과하면서 형성된 거품이 터져서 나는 소리입니다.

폐렴 환자의 치료방법은 아래와 같습니다.

① 원인이 되는 병원균 치료: 가장 중요한 치료로, 항생제를 적절하고 합리적으로 사용해야 함

② 폐렴에 쇼크, 농흉 등 합병증이 있을 경우 적극적으로 치료해야 함

③ 대증요법: 충분한 휴식, 산소 흡입, 가래 배출, 해열 등

2. 외과

1) 외상

(1) 회화

의사 : 어쩌다가 이렇게 상처가 났나요?

환자 : 계단에서 넘어졌어요.

의사 : 우선 소독을 해야겠습니다.

환자 : 상처가 흉이 될까요?

의사 : 보기에 상처가 그렇게 심각하지 않네요. 흉터는 안 생길 겁니다.

서너 바늘 꿰매면 되겠어요. 안심하세요.

환자 : 아플까요?

의사 : 안 아플 겁니다. 국소마취를 해드릴게요.

자, 다 됐습니다.

환자 : 다음 번에 언제 다시 오죠?

의사 : 실밥을 풀 때 오세요.

환자 : 언제 실밥을 푸는데요?

의사 : 일주일 뒤입니다.

환자 : 네, 감사합니다!

의사 : 상처가 완전히 낫기 전에 술을 드시지 마세요.

몸조심 하시고요!

(2) 이해

[1] 안심하세요.

① 별 일 아닙니다. 약을 조금 드시면 금방 나으실 겁니다.

② 힘 빼세요. 긴장 푸세요.

③ 걱정 마세요. 환자 분의 병은 치료하기 어려운 것이 아닙니다. 협조만 잘 해 주신다면 점차 건강을 회복하실 겁니다.

④ 너무 걱정하실 필요 없습니다. 금방 좋아지실 거예요.

⑤ 너무 초조해 마세요. 완쾌되려면 하나의 과정이 필요합니다.

⑥ 두려워하실 필요 없어요. 이 수술은 외과에서 가장 흔한 수술입니다.

[2] 국소마취를 해드리겠습니다.

① (수술 전)

환자 : 수술이 많이 아플까요? 좀 긴장되네요.

의사 : 걱정하지 마세요. 잠시 후 전신마취를 하면 어떠한 통증도 느끼지 못하실 겁니다.

② (수술 후)

환자 : 수술 부위가 아직도 많이 아파요.

의사 : 지극히 정상이십니다.
마취제 효과가 사라졌기 때문에 수술 부위가 아프게 느껴지실 겁니다.
시간이 어느 정도 지나면 서서히 좋아질 겁니다.
정말 못 견디시겠으면 진통제를 한 대 놓아드리죠.

환자 : 그럼 한 대만 놓아주세요.

[3] 몸조심 하세요! 건강에 주의하세요!

① 하루 빨리 건강을 회복하시길 빕니다!

② 하루 빨리 건강을 회복해서 퇴원하시길 기원합니다!

(3) 독해 및 번역 연습

▶ 외상

외상은 외부 물체의 타격, 충돌 또는 폭력, 전기 충격 등의 요인으로 인해 생긴 외적 손상을 뜻합니다. 자주 입는 외상으로는 낙상, 염좌, 찰과상, 도상, 자상 등이 있습니다.

상처는 크기와 깊이에 관계없이 즉시 적절한 처치를 해야 합니다. 그렇지 않을 경우 상처 부위에 출혈, 감염, 화농 등이 발생할 수 있고, 심한 경우 파상풍에 걸리거나 생명에 지장을 줄 수 있습니다. 상처를 처치하는 방법으로는 소독, 상처표면 절제, 지혈, 붕대 감기 등이 있습니다.

2) 골절

(1) 회화

의사 : 다리가 어쩌다가 이렇게 됐나요?

환자 : 축구 하다가 삐었어요.

의사 : 자, 봅시다. 심하게 부었네요. 움직일 수 있나요?

환자 : 못 움직이겠어요.

의사 : 한 번 가리켜 보세요. 어디가 아픕니까?

환자 : 여기요.

의사 : 여기를 누르면 아픈가요?

환자 : 아! 너무 아파요.

의사 : 우선 엑스레이를 찍어 봅시다.
뼈에 이상이 있는지 여부를 봐야겠군요.
간호사님이 환자 분을 엑스레이실로 안내할 것입니다.

(몇 분 후)

의사 : 엑스레이 촬영 결과 환자 분의 오른쪽 다리가 골절되었습니다.

환자 : 수술을 해야 하나요?

의사 : 수술을 할 필요는 없지만 깁스를 해야 합니다.

환자 : 깁스는 언제 풀 수 있나요?

의사 : 4주 뒤에 내원하시면 재검사를 해 보겠습니다.
우선 엑스레이를 찍어 보고, 아문 정도에 따라 깁스를 푸는 시간을 결정하겠습니다.

환자 : 깁스를 풀고 나면 바로 축구를 할 수 있나요?

의사 : 안 돼요. 깁스를 풀더라도 조심해야 합니다.

(2) 이해

[1] 한 번 가리켜 보세요. 어디가 아픕니까?

①

의사 : 어디가 아픈지 가리켜 보세요.
환자 : 여기요. 처음에는 손가락이 아프더니 지금은 손목이랑 팔꿈치가 많이 아프네요.

②

의사 : 정확히 어디가 아픈지 가리켜 보세요.
환자 : 갈비뼈 아래쪽 이 부분이요.

③

의사 : 통증이 다른 부위로 확산되었습니까?
환자 : 아니오.

④

환자 : 의사 선생님, 배가 너무 아파요.
의사 : 배 어느 부분이 불편하세요?
환자 : 처음에는 윗배가 아팠는데, 지금은 배꼽으로 통증이 이동했어요.

⑤

의사 : 윗배가 아프세요, 아랫배가 아프세요?
환자 : 윗배, 오른쪽 부분이요.

⑥

의사 : 다른 곳도 같이 아프세요?
환자 : 오른쪽 허리도 같이 아파요.

[2] 엑스레이 촬영 결과 환자 분의 오른쪽 다리가 골절되었습니다.

① 검사 결과 환자 분의 오른쪽 복사뼈가 심각하게 삐었습니다.

② CT 검사를 통해 종양의 부위, 범위, 모양 등을 볼 수 있습니다.

③ 초음파 검사에 따르면 환자 분의 자궁에 이상이 없습니다.

[3] 깁스를 풀더라도 조심해야 합니다.

환자 : 의사 선생님, 앞으로 무엇을 조심해야 하나요?
의사 : 운동에 신경을 쓰셔야 합니다.
손가락을 자주 움직이시고, 굽혔다 폈다 하는 연습을 좀 하세요.
그렇지만 이 동작을 할 때 너무 힘을 주어서는 안 됩니다. 너무 힘을 주면 골절된 부위가 다시 다칠 수 있습니다.
환자 : 네. 또 다른 주의사항이 있나요?
의사 : 영양보충을 잘 하셔야 합니다.
단백질, 비타민, 칼슘은 골절의 회복에 도움이 되므로 우유를 많이 드세요. 이 몇 가지만 잘 하시면 금방 회복하실 겁니다.

(3) 독해 및 번역 연습

▶ 골절

골절은 말 그대로 뼈가 완전히 혹은 부분적으로 부러진 것을 뜻합니다. 골절이 발생하면 통증, 압통, 부어오름, 어혈, 기형, 움직임 제약 등의 국소증상이 나타나고, 이러한 증상에 근거해서 진단을 내립니다. 골절로 인해 혈관이나 신경 등이 손상되었다면 이에 상응하는 증상이 나타납니다.

골절은 발생 부위에 따라 하지골절, 쇄골골절, 요골골절, 대퇴골골절, 경골골절, 복사뼈골절 등으로 나눌 수 있습니다.

골절 부위와 유형을 확실히 진단하기 위해서는 엑스레이 검사가 필요합니다. 일반적으로 골절은 정복과 고정 등 적절한 치료를 받고 골절 부위에 혈액공급이 잘 이루어지면 어느 정도 시간이 지나서 저절로 치유됩니다.

3. 성형외과

1) 쌍꺼풀 · 앞뒤트임 수술

(1) 회화

의사 : 안녕하세요! 어디가 콤플렉스이신지요?

환자 : 의사 선생님, 안녕하세요! 저는 전형적인 홑꺼풀에 눈도 작아요.
어떨 때는 쌍꺼풀 테이프를 쓰기도 하는데 불편하더라고요.
예쁜 쌍꺼풀이 있으면 좋겠고, 눈도 크게 만들고 싶어요.

의사 : 둥근 눈이시라 쌍꺼풀 수술만 하면 예쁘지 않을 겁니다.

환자 : 그럼 어떻게 해야 하죠?

의사 : 쌍꺼풀 외에도 앞트임이나 뒤트임 수술을 같이 할 수 있습니다.
그러면 눈이 전체적으로 한층 커 보일 겁니다.
몽고주름이 있으시니 내안각 수술을 하기에 매우 적합합니다.

환자 : 몽고주름이 뭐죠?

의사 : 몽고주름이란 내안각 부분을 덮고 있는 반달 모양의 피부 주름입니다.
이 몽고주름을 제거하면 눈을 크게 만들 수 있고, 눈 사이의 거리를 좁힐 수 있습니다.
내안각 수술의 학문적 명칭이 바로 몽고주름 교정술이죠.

환자 : 회복하는 데 시간이 얼마나 걸리나요?

의사 : 5일 후에 실밥을 풀 수 있습니다.

환자 : 붓진 않나요?

의사 : 부어요. 수술이잖아요. 붓지 않는 수술은 없습니다.

환자 : 한 번에 세 가지 수술을 같이 할 수 있나요?

의사 : 가능합니다. 따로 하실 필요 없어요.
세 가지를 병행하는 것이 가장 좋은 방법입니다.

환자 : 수술 비용이 비싼가요?

의사 : 크게 비싸진 않습니다. 납득하실 가격일 겁니다.

(2) 이해

[1] 예쁜 쌍꺼풀이 있으면 좋겠고, 눈도 크게 만들고 싶어요.

①

환자 : 저는 원래 쌍꺼풀이 있긴 한데, 눈꺼풀이 두꺼운 편이에요. 김태희랑 똑같이 눈을 수술하고 싶습니다.

의사 : 다른 사람의 아름다운 부위를 환자 분에게 옮긴다고 해서 반드시 아름다운 것은 아닙니다. 자신에게 적합해야 아름다운 것이죠. 김태희 같은 눈이 모든 사람에게 적합한 것은 아닙니다. 무엇보다 환자 분의 눈 모양과 얼굴형에 적합한지 판단해야 합니다. 적합하다면 김태희 눈에 가깝게 수술을 해드릴 수 있지만 완전히 똑같지는 않을 것입니다.

②

환자 : 제가 예전에는 좀 뚱뚱했는데 지금은 살이 많이 빠졌어요. 그런데 얼굴은 여전히 크네요. 보톡스를 맞으면 얼굴을 좀 작게 만들 수 있을까요?

의사 : 환자 분의 얼굴을 한 번 살펴보겠습니다.
환자 분은 얼굴에 살은 없는데 저작근이 발달한 편이네요.
환자 분 상황은 보톡스 시술에 적합한 편입니다.
그러나 보톡스는 한 번으로 문제를 해결할 수는 없고, 어느 정도 시간이 필요합니다.

[2] 몽고주름이란 내안각 부분을 덮고 있는 반달 모양의 피부 주름입니다.

① 당뇨병에 대해 얼마나 알고 계신가요?

② 이제 이해하셨습니까?

③ 다른 질문 있으신가요?

④ 제가 말씀 드리지 않았거나 설명하지 않은 부분이 있나요?

⑤ 간단하게 다시 설명해드리겠습니다. 지금 환자 분께서 선택 가능한 치료 방안은 세 가지가 있습니다. 첫째, …… , 둘째, …… , 셋째, …….

(3) 독해 및 번역 연습

▶ 쌍꺼풀 수술

쌍꺼풀 수술은 다른 말로 이중검 수술 또는 쌍꺼풀 성형술이라고도 하며 성형외과에서 가장 많이 이루어지는 수술입니다. 쌍꺼풀이 있으면 눈이 커 보이고 속눈썹이 위로 올라가며 입체감이 살고 검은 눈동자가 적당히 노출되어 시원한 눈매를 연출할 수 있을 뿐 아니라 눈썹과 눈 사이 비율이 조화를 이루게 됩니다.

현재 가장 보편적으로 시행되는 쌍꺼풀 수술 방법은 매몰법과 절개법입니다. 우선 매몰법은 봉합사를 피부와 안검판 사이에 직접 매몰시켜 윗눈꺼풀 피부와 안검판의 유착을 유도하여 쌍꺼풀을 만드는 수술입니다. 매몰법의 장점은 간편하고 회복 시간이 빠르다는 것이며 단점은 쌍꺼풀이 풀리기 쉽고 과도한 눈꺼풀 지방을 제거하기 어렵다는 것입니다. 따라서 매몰법은 젊은 분, 눈꺼풀이 얇은 분, 피부 처짐이 없는 분에게 적합합니다.

다음으로 절개법은 절개의 방법으로 윗눈꺼풀의 과도한 지방을 제거하는 것입니다. 절개법의 장점은 효과가 오래 지속되고 남는 지방을 동시에 제거할 수 있다는 것이고, 단점은 눈꺼풀의 붓기가 오래가고 수술 후 한동안은 흉터가 선명하게 남아 있다는 것입니다. 절개법은 피부가 늘어진 중 · 노년층에 비교적 적합합니다.

2) 융비술

(1) 회화

환자 : 저는 코가 너무 낮아요. 수술로 코를 높이고 싶습니다.

의사 : 한 번 봅시다. 콧대가 낮은 편이고, 코끝이 뭉툭하네요.
콧대는 고어텍스로 세우고, 코끝은 자가연골로 세울 수 있습니다.
코끝을 위로 살짝 들어올리면 더 예쁘겠네요.

환자 : 고어텍스는 실리콘과 비교해서 어떤 장점이 있나요?

의사 : 이 두 소재는 모두 인체에 매우 안전하고, 거부반응이 전혀 없습니다.
고어텍스는 비교적 새로운 소재인데, 인체와 완전히 같이 자라기 때문에 매우 자연스럽습니다.

환자 : 그럼 고어텍스는 시간이 얼마나 지나야 몸과 함께 자라나요?

의사 : 한 달 후에 혈관과 함께 자랍니다.

환자 : 그럼 고어텍스가 더 좋은 건가요?

의사 : 각기 장단점이 있습니다. 고어텍스의 가격은 실리콘보다 조금 비쌉니다.
고어텍스는 인체와 같이 자라기 때문에 제거하기가 매우 어렵습니다.

환자 : 자가연골은 어떤 장점이 있나요?

의사 : 자신의 연골을 사용하면 성형 후 당연히 더욱 자연스럽습니다.
하지만 상처가 조금 더 크죠.

환자 : 자가연골은 어느 부위에서 얻나요?

의사 : 귀 연골을 사용하기도 하고, 비강 속의 비중격 연골을 사용하기도 합니다.

환자 : 제가 비염이 있는데요, 문제 없을까요?

의사 : 발병기만 아니라면 문제 없습니다. 비염은 수술에 지장을 주지는 않습니다.

환자 : 코 수술을 한 뒤 비염이 더 심해지지는 않나요?

의사 : 그렇지는 않을 겁니다. 안심하세요.

(2) 독해 및 번역 연습

▶ 융비술

융비술은 코 조직에 자가조직이나 보형물 등을 넣어 콧대를 높이는 수술입니다. 각종 융비술을 통해 낮은코, 안장코, 돼지코, 짧은코, 복코 등을 교정할 수 있고, 곧고 오뚝하며 날렵한 코를 연출하여 얼굴에 생동감을 선사할 수 있습니다.

융비술에서 많이 사용되는 재료는 자가조직과 인공합성물의 두 종류로 나눌 수 있습니다. 자가조직으로는 귀 연골, 비중격 연골, 갈비뼈, 머리뼈 등이 있으며 근막을 사용하는 경우도 있습니다. 가장 많이 사용하는 인공합성물은 실리콘이며 고어텍스도 요즘 유행하고 있습니다. 최근 들어 유행하는 코필러주사는 레스틸렌 주사의 방식으로 코를 높입니다. 코필러주사의 장점은 칼을 사용하지 않고 빠른 효과를 볼 수 있다는 것이고, 단점은 효과가 3~6개월 정도밖에 유지되지 않는다는 것입니다.

4. 피부과

1) 여드름

(1) 회화

의사 : 안녕하세요! 어디가 불편하신가요?

환자 : 얼굴에 여드름이 많이 났어요. 특히 턱 부분에 많아요.
볼 양쪽과 이마에도 가끔씩 올라오고요.

의사 : 올해 몇 살이시죠?

환자 : 서른 살이에요.

의사 : 얼굴에 여드름이 난 지 얼마나 되셨죠?

환자 : 벌써 10년 되었어요.
한때 좋아졌었는데, 요즘 다시 재발하네요.

의사 : 자, 얼굴을 한 번 살펴보겠습니다.
얼굴에 빨갛게 부은 여드름이 많고, T존 부위의 모공이 크네요.

환자 : 네. 예전에 병원에서 꽤 여러 번 치료를 했지만 큰 효과는 보지 못했어요.

의사 : 여드름은 재발하기가 쉽기 때문에 인내심을 가지고 꾸준히 오랫동안 치료하셔야 합니다.

환자 : 어떤 치료 방법들이 있죠?

의사 : 여드름을 치료하는 방법은 여러 가지입니다.
가장 대표적인 치료 방법은 약물 치료, 박피술, 레이저 치료 등이 있습니다.

이러한 방법으로 피지를 조절하고 각질과 흉터를 제거할 수 있습니다.

환자 : 그러면 여드름을 완치하기 위해서 치료를 얼마나 오랫동안 지속해야 하나요?

의사 : 치료 초기에는 일주일에 한 번 4회 치료를 받으세요. 그러면 어느 정도 효과를 볼 수 있고, 빨갛게 부은 여드름도 크게 줄어들 것입니다. 이후에는 상황에 따라 치료 시간과 횟수를 조정할 수 있습니다. 지속적인 감염을 피하고, 흉터와 색소침착 발생을 막기 위해 가능한 빨리 치료를 받으시길 권합니다.

(2) 이해

[1] 얼굴에 여드름이 난 지 얼마나 되셨죠?

①

의사 : 아픈 지 얼마나 되셨나요?
환자 : 어제 저녁 8시부터 계속 아픕니다.

②

의사 : 이러한 증상이 언제부터 시작되었나요?
환자 : 3개월 전쯤이요.

③

의사 : 언제부터 아프셨나요?
환자 : 일주일 전에 과로한 뒤부터 호흡이 가쁘고 열이 납니다.

④

의사 : 이러한 상황이 얼마나 지속되었습니까?
환자 : 2주일 정도 되었습니다.

⑤

의사 : 방금 통증이 얼마나 지속되었습니까?
환자 : 약 15분쯤이요.

⑥

의사 : 통증이 얼마나 자주 발생합니까?
환자 : 하루 온종일 아픕니다. 머리부터 발끝까지 다 아파요.
의사 : 통증이 아침에 심합니까, 아니면 저녁에 심합니까?
환자 : 아침에 심해요. 아침에 일어난 뒤 집안일을 좀 하면 아프기 시작해요.

[2] 예전에 병원에서 꽤 여러 번 치료를 했지만 큰 효과는 보지 못했어요.

①

의사 : 예전에 이런 증상이 있으셨나요?
환자 : 일 년 전에 있었습니다.
의사 : 병원에 가보셨나요?
환자 : 너무 피곤해서 그런가 보다 하고 계속 병원에 안 갔습니다.

②

의사 : 예전에도 이런 복통이 있으셨나요?
환자 : 있었습니다. 이렇게 아픈 지 벌써 5년이 넘었습니다.

③

의사 : 예전에 유사한 상황이 있었습니까?
환자 : 3년 전에 있었습니다. 그때는 그다지 심하지는 않았습니다.

④

의사 : 가족 분 중에 이런 병을 앓고 계신 분이 있는지요?
환자 : 있습니다. 제 어머니께서 관상동맥질환으로 돌아가셨습니다.

[3] 지속적인 감염을 피하고, 흉터와 색소침착 발생을 막기 위해 가능한 빨리 치료를 받으시길 권합니다.

① 가급적 빨리 수술을 받으시길 권합니다.

② 우선 여러 가지 보조 검사를 한 뒤 다음 치료 방법을 정하도록 합시다.

③ 지금은 우선 약물 치료를 하겠습니다. 일반적으로 약물 치료를 하면 증세가 금방 안정됩니다.

④ 차도가 없으면 항생제 치료와 물리치료를 하겠습니다.

⑤ 이것이 아토피성 피부염을 치료하는 최선의 방법입니다.

(3) 독해 및 번역 연습

▶ 여드름

좌창, 폐풍분자, 면포 등으로도 불리는 여드름은 모공과 피지선이 막히고 염증이 나서 생기는 일종의 피부질환입니다. 사춘기가 되면 체내의 호르몬이 털 성장을 촉진하여 피지선에서 피지 분비가 왕성해지고, 이로 인해 털과 피지선에 피지가 많이 쌓이고 피지에 세균이 달라붙게 되면서 피부가 빨갛게 붓는 반응이 일어납니다.

그런데 사춘기가 지났음에도 불구하고 여드름 때문에 고민인 분들이 많습니다. 사실, 여드름은 사춘기에만 발생하는 것이 아니라 계절, 피부타입과도 밀접한 관계가 있습니다. 이러한 '성인 여드름'은 스트레스, 환경변화, 내분비 불균형, 나쁜 생활습관, 밤낮이 뒤바뀐 생활패턴과 주로 관련이 있습니다.

여드름에는 가벼운 것부터 극심한 상태에 이르기까지 다양한 종류가 있습니다. 블랙헤드처럼 가벼운 여드름은 소독한 바늘을 이용해 짜면 흉터가 남지 않습니다. 극심한 여드름은 염증 반응이 격렬하며 제때 치료하지 않으면 흉터가 남습니다. 최근에는 레이저, 박피의 방법으로 흉터를 완화시킬 수 있습니다. 그러나 흉터를 완전히 없애고 원래의 피부를 되찾을 수 있는 방법은 아직 없습니다. 따라서 제때에 적절한 치료를 하는 것이 흉터를 예방하는 가장 좋은 방법입니다.

2) 주름

(1) 회화

환자 : 매일 거울을 볼 때 얼굴에 잔주름이 점점 늘어가는 게 보여요. 웃을 때 눈가가 온통 주름투성이라 정말 고민이에요.

의사 : 자, 한 번 봅시다. 눈가에 주름이 조금 있으시네요.
눈 밑이 움푹 들어가신 데다 입가에도 잔주름이 있네요.
주된 문제는 얼굴이 전체적으로 늘어지셨다는 겁니다.

환자 : 수술이 필요한가요? 수술을 하고 싶지는 않은데요.

의사 : 수술을 하고 싶지 않다면 보톡스를 맞으시길 권합니다.

환자 : 보톡스는 얼굴을 작게 만드는 주사 아닌가요?

의사 : 맞습니다. 보톡스는 얼굴을 작게 하는 것 외에도 주름을 없애는 효과가 있습니다.

환자 : 그렇군요. 어떤 원리로 작용하나요?

의사 : 보톡스는 국소 주사를 통해 말초신경을 마비시킵니다.
마비가 되면 그 부분의 근육이 움직이지 않게 됩니다.
우리가 웃을 때 피부가 포개어지기 때문에 주름이 생기게 되는데요.
만약 웃을 때 근육이 움직이지 않는다면 주름이 자연히 사라지게 됩니다.

환자 : 보톡스를 맞고 정상적으로 일을 할 수 있나요?

의사 : 가능합니다. 보톡스는 매우 간단하고 가벼운 시술입니다.
환자 분께서 오늘 보톡스를 맞고 내일 출근을 하셔도 알아채는 사람이 없을 겁니다. 다만 환자 분이 젊어지고 예뻐졌다고 다들 생각하겠지요.

환자 : 효과가 얼마나 지속되나요?

의사 : 사람에 따라 다른데요, 일반적으로 6개월 정도 유지됩니다.
여러 번 주사를 맞으면 효과가 좀 더 오래 지속됩니다.

(2) 이해

[1] 웃을 때 눈가가 온통 주름투성이라 정말 고민입니다.

① 저는 올해 겨우 스무 살인데, 겉보기에 정말 나이 들어 보입니다. 친구들이 다들 제가 너무 성숙해 보여서 삼십 대쯤 되어 보인다고 하네요. 어떡하죠? 정말 콤플렉스입니다.

② 저는 올해 서른 살입니다. 정수리 쪽 머리 숱이 적은데다 머리카락이 잘 빠져서 대머리가 될까 봐 조금 걱정입니다. 어떻게 하면 머리 숱이 많아질 수 있을까요?

③ 저는 날 때부터 얼굴이 크고 통통합니다. 저희 집안 내력인데요, 저희 가족이 다들 좀 키가 작고 뚱뚱합니다. 어떻게 해야 날씬해질 수 있을까요? 정말 고민입니다.

(3) 독해 및 번역 연습

▶ 주름

주름은 피부 조직과 구조의 노화로 인한 늘어짐과 수축 등의 변화입니다. 일반적으로 30대 이후가 되면 위·아래 얼굴 피부가 늘어지고 눈가에 주름이 생깁니다. 40대가 되면 눈밑 지방이 생기고 팔자주름이 뚜렷해지며 미간과 이마에도 주름이 생기기 시작합니다. 50대부터 상황이 점차 심해지고 턱, 이마, 목 부위의 피부가 늘어지고 처집니다. 60대 이후에는 얼굴과 목의 피부가 눈에 띄게 얇아지고 주름이 점차 뚜렷해집니다. 80대가 되면 대부분의 사람들은 얼굴과 목에 주름살이 가득해집니다.

주름을 제거하는 방법으로는 보톡스 주사, 레이저 박피, 자가지방이식, 주름살 제거술 등이 있습니다.

5. 안과

1) 근시

(1) 회화

환자 : 평소에 안경 쓰랴, 콘택트렌즈 끼랴, 불편함을 많이 느낍니다. 그래서 근시 교정 수술을 하고 싶은데요. 인터넷에서 찾아보니 근시 교정 수술도 여러 종류가 있더라고요.

의사 : 맞습니다. 현재 보편적으로 시행되는 레이저 시력 교정술은 PRK, LASIK, LASEK 세 가지가 있습니다.

환자 : 어떤 수술이 가장 좋은가요?

의사 : 수술마다 장단점이 있습니다. 또 수술 비용이 비싸고 최신 기술이라고 해서 더 좋은 것도 아닙니다. 환자 분에게 적합한 수술이 바로 가장 좋은 수술이라고 할 수 있습니다.

환자 : 말씀하신 세 가지 수술은 구체적으로 어떤 차이가 있나요?

의사 : 우선, PRK 수술은 비교적 초기 수술로, 비교적 간단한 수술입니다. 하지만 합병증이 심각한 편이기 때문에 요즘 병원에서는 많이 시행되지 않습니다.

환자 : 어떤 합병증이 있는데요?

의사 : 가장 치명적인 합병증은 각막혼탁과 안압상승입니다.

환자 : 요즘 가장 많이 하는 수술은 무엇인가요?

의사 : 라식 수술입니다. 라식 수술은 적응증이 넓은 편이고 회복도 빠릅니다. 그러나 각막절편을 만들어야 하기 때문에 수술이 비교적 복잡합니다. 마지막으로 라섹 수술은 PRK와 라식을

절충한 수술입니다. 라식 수술에 적합하지 않은 환자들에게 주로 적용되는데요. 라섹 수술은 눈과 안구가 작은 분 그리고 각막이 얇은 환자에게 적합합니다.

이 세 가지 근시 교정 수술은 적응증이 각기 다르므로 우선 환자 분의 굴절 상태를 검사해 봐야 합니다.

환자 : 어떤 검사를 해야 하죠?

의사 : 시력 검사, 각막두께 검사, 안저 검사 등입니다.

검사 결과를 토대로 진단을 통해 환자분의 수술 방법을 계획할 수 있습니다.

(2) 독해 및 번역 연습

▶ 근시

근시는 눈이 들어간 빛이 망막이 아니라 망막보다 앞쪽에 초점을 맺어 선명하지 않은 상을 보게 되는 상태를 말합니다. 최근에는 장시간 TV 시청, 컴퓨터 게임, 나쁜 생활습관 등으로 인해 근시 환자가 계속 늘어나고 있으며 이에 따라 근시 교정술에 대한 관심이 날로 높아지고 있습니다.

과학기술의 발전과 의료 수준의 향상으로 근시 교정술은 발전을 거듭하고 있으며 안전하고 효과적으로 근시를 교정 치료하는 방식으로 자리잡았습니다. 최근 유행하는 근시 교정술, 즉 레이저 시력 교정술은 대체로 PRK, LASIK, LASEK 등 세 종류로 나눌 수 있습니다.

PRK 수술은 가장 먼저 임상에 사용된 방법입니다. PRK는 중등도 · 고도 근시, 원시, 난시에 안전하고 효과적인 치료이지만 수술 후 통증, 근시 퇴행 등 합병증의 우려가 있어 최근에는 잘 시행되지 않습니다.

LASIK 수술은 현재 가장 많이 시행되는 방식으로, 시력 교정 범위가 넓고 수술 중이나 수술 후에 통증이 없으며 시력 회복이 빠르다는 특징이 있습니다. 그러나 LASIK을 이용한 근시 치료는 각막의 두께에 대한 요구가 비교적 높은데, 각막이 너무 얇으면 LASIK 치료에 적합하지 않습니다.

고도근시, 얇은 각막, 작은 눈의 환자는 LASEK 수술을 선택하는 것이 가장 좋습니다. 미세각막절삭기로 절편을 만드는 LASIK과는 달리, LASEK은 알코올로 각막표면의 상피를 벗기고 레이저로 각막표면을 절삭한 뒤 상피를 다시 원래 위치에 덮는 수술법입니다.

2) 백내장

(1) 회화

의사 : 올해 연세가 어떻게 되십니까?

환자 : 일흔 살입니다.

의사 : 어디가 불편하신가요?

환자 : 이 눈이 점점 더 잘 안 보여서 검사하러 왔습니다.

의사 : 어떻게 된 일인지 좀 더 자세히 말씀해주실 수 있습니까?

환자 : 원래는 안경을 쓰지 않아도 잘 보였는데 지금은 어찌된 게 그렇지가 않습니다.

의사 : 시력이 언제부터 나빠지기 시작하셨습니까?
갑자기 발생했습니까, 아니면 서서히 진행했습니까?

환자 : 서서히 진행했습니다. 5년 전부터 왼쪽 눈이 침침해지는 것을 느꼈습니다. 늙었으니까, 시력이 서서히 나빠지는 것은 별일 아니라고 생각했습니다. 다른 병이 있는 것도 아니고, 그래서 계속 병원에 가지 않았습니다.

의사 : 증상을 들어보니, 아마도 백내장 같습니다.
일반적으로 원시는 연령이 증가함에 따라 시력이 나빠지지 않습니다. 노인성 백내장의 초기에는 시력이 천천히 나빠지다가 결국에는 보이지 않게 됩니다. 자, 세극등 현미경으로 검사를 해 봅시다.

(검사 후)

의사 : 백내장에 걸리셔서 수술을 하셔야 합니다.

환자 : 수술을 한다고요? 눈에 칼을 대다니 정말 겁이 납니다.

수술을 하지 않고, 약물 치료를 하면 안되겠습니까?

의사 : 약물 치료는 백내장을 완치할 수 없습니다.

왼쪽 눈은 이미 많이 진행되어서 되도록 빨리 수술을 해야 합니다.

환자 분의 심정을 이해합니다만 두려워하실 필요 없습니다.

백내장 수술은 이미 보편적이어서 비교적 안전합니다.

환자 : 아프지 않겠습니까?

의사 : 안약을 떨어뜨리는 방식으로 국소마취를 해서 아프지 않을 겁니다.

저희 병원은 초음파유화술로 치료를 하기 때문에 통증이 적고 회복이 빠릅니다. 안심하세요.

(2) 이해

[1] 환자 분의 심정을 이해합니다만 두려워하실 필요 없습니다.

① 이해할 수 있습니다. 통증이 계속 반복될 수도 있다는 사실에 몹시 두려우시죠.

② 환자 분께서 병 때문에 얼마나 고민이실지 이해합니다.

③ 환자 분이 이런 이야기를 하시는 것이 얼마나 힘든 것인지 짐작할 수 있습니다.

④ 환자 분께서 이 소식을 듣고 얼마나 막막하고 심란하신지 알겠습니다.

(3) 독해 및 번역 연습

▶ 백내장

백내장은 선천적 또는 후천적인 원인으로 발생한 수정체의 혼탁과 시력저하를 가리킵니다. 노화, 유전, 대사이상, 외상, 중독, 영양실조 등이 모두 수정체 혼탁을 일으킬 수 있습니다.

백내장은 중노년층에서 많이 발생하는 안질환입니다. 초음파유화술과 인공수정체 기술이 널리 보급되면서 백내장 수술의 안전성과 효과가 크게 향상되었습니다.

아시아인들은 백내장의 합병증으로 녹내장에 걸리기도 하며 백내장이 너무 많이 진행된 경우 수술의 난이도가 높아지고 수술효과가 떨어집니다. 환자에 따라 수술을 받아야 하는 시기가 다르므로 일단 백내장이 발견되면 즉시 진료를 받고 정기적으로 내원하여 의사가 적합한 수술 시기를 판단하고 결정하는 데 용이하도록 해야 합니다.

6. 치과

1) 치아 우식증(충치)

(1) 회화

의사 : 안녕하세요. 어디가 불편하신가요?

환자 : 이가 너무 아파요.

의사 : 어느 이가 아픈가요?

환자 : 왼쪽 아래쪽에 제일 뒤에 있는 이요. 음식을 먹을 때 늘 이 사이에 음식이 껴요. 차갑거나 뜨거운 음식을 먹을 때 특히 시리고요.

의사 : 검사를 한 번 해보겠습니다. 입을 벌려주세요. '아' 하세요.
어금니 두 개가 썩어서 빨리 치료를 해야겠습니다.
충전재를 어떤 걸로 선택하시겠습니까?

환자 : 어떤 재료가 있는데요? 어떤 것이 가장 좋은가요?

의사 : 대표적으로 아말감, 복합레진, 금 이렇게 세 종류가 있습니다. 재료에 따라 성능, 심미성, 수명, 가격 등에서 비교적 큰 차이가 있습니다.
우선, 아말감은 가격이 싸고 튼튼하며 내구성이 좋지만 심미성이 떨어지며 치아 삭제량이 많고, 또한 인체에 유해해서 지금은 잘 사용하지 않습니다.
다음으로 복합레진은 자연치와 색깔과 광택이 유사하고 심미적이지만 내마모성이 부족합니다.
마지막으로 금의 장점은 수명이 길고 튼튼하며 내구성이 좋다는 것입니다. 그러나 비심미적이고 가격이 매우 비쌉니다.

환자 : 레진으로 하고 싶습니다.

의사 : 네. 그럼 치료를 시작합시다.
입을 크게 벌려주세요. 좀 더 크게 벌리시고, 버티세요.
됐습니다. 끝났습니다. 입을 헹구세요.

(2) 독해 및 번역 연습

▶ 치아 우식증(충치)

치아 우식증은 흔히 충치라고 일컫는 치아 조직이 점차 파괴되어 손상된 질환을 말합니다. 치아 우식증은 발병률이 매우 높으며 세계보건기구(WHO)에 의해 관상동맥질환과 암에 이어 3대 질환으로 분류된 바 있는 인류의 가장 흔한 질병입니다.

치아 우식증은 여러 가지 요인으로 인한 질병으로, 주로 세균, 숙주, 음식의 3대 요소가 상호 복합적으로 작용해 발병되며 어금니에 가장 많이 생깁니다. 치아 우식증을 조기에 발견해 제때 치료하면 환자의 고통이 적고 치료도 간단하며 효과도 좋습니다. 그러나 치아 우식증의 초기 증상이 뚜렷하지 않기 때문에 환자에 의해 쉽게 발견되지 않습니다. 그러므로 제때에 치아 우식증을 치료하기 위해서는 반드시 정기검진을 받아야 합니다.

2) 임플란트

(1) 회화

환자 : 왼쪽 어금니가 심하게 아파서 음식을 씹을 수 없습니다.

의사 : 한 번 봅시다. 입을 벌려보세요.
이 치아죠? 이런, 치아가 아주 심하게 썩어서 뽑아야 할 것 같습니다. 이를 뽑고 임플란트를 하시길 권합니다.

환자 : 임플란트는 비싸지 않나요?

의사 : 하나에 이백만 원 정도입니다.

환자 : 임플란트 수술이 아프진 않나요?

의사 : 통증을 거의 느끼지 않으실 겁니다.
임플란트 시술은 크게 두 단계로 나눌 수 있습니다.
1단계는 치조골에 임플란트 본체를 심는 것입니다.
이것은 일종의 외과 수술로, 마취를 해야만 진행할 수 있습니다.
1단계는 30분 정도 소요되며 시술 과정이 짧고 아프지 않습니다.
시술 후에도 가벼운 통증 정도만 있습니다.
2단계, 즉 임플란트 본체 위에 적절한 보철물을 제작할 때는 마취가 필요하지 않으며 많이 아프지도 않습니다.

환자 : 그럼 임플란트 치료 기간이 길진 않을까요? 치료하는 데 시간이 얼마나 걸릴까요?

의사 : 임플란트 치료 기간은 비교적 긴 편입니다.
1차 수술에서 뼈에 임플란트를 심어야 하기 때문입니다.
이 임플란트가 뼈와 결합하기까지는 일반적으로 3~6개월이 소요됩니다.
임플란트가 뼈와 완전히 유착되어야만 다음 단계의 시술을 진행할 수 있습니다.
따라서 전 과정이 대략 3~6개월 정도 소요됩니다.

환자 : 임플란트는 얼마나 사용할 수 있나요?

의사 : 관리만 잘 해 준다면 대체적으로 자연치의 수명에 매우 근접합니다.

환자 : 그렇군요. 한 번 고려해 보겠습니다.

(2) 독해 및 번역 연습

▶ 임플란트

임플란트는 인공치근을 심고 그 위에 의치를 부착하는 것으로 현재 국제구강의학계가 공인하는 최고의 결손치아 수복 방법입니다. 임플란트는 생체친화적인 재료를 특정한 형태로 제작한 뒤 치조골 안에 매식하여 인공치근을 형성하고 인공치근 위에 수복함으로써 결손치아의 형태와 기능을 되살리는 것입니다.

임플란트는 모양이 자연스럽고 편안하며 저작 기능이 진짜 치아와 비슷하고 기존의 의치에 비해 심미적이며 기능이 뛰어나고 생명력이 길기 때문에 자연치에 가장 가깝습니다. 따라서 유치와 영구치에 이어 인류 제3의 치아라고 불립니다.

Ⅳ.
의료 용어 사전

Ⅳ. 의료 용어 사전

ㄱ

가글……………………………… 漱口水 [shùkǒushuǐ]
가깝다 …………………………… 接近 [jiējìn]
가늘고 길며 올라간 눈………… 丹凤眼 [dānfèngyǎn]
가래……………………………… 痰 [tán]
가래가 나오다 ………………… 咳痰 [kétán]
가래를 뱉다……………………… 吐痰 [tǔtán]
가래 없는 기침………………… 干咳 [gānké]
가려움증………………………… 瘙痒 [sàoyǎng]
가렵다 …………………………… 发痒 [fāyǎng]
가리다 …………………………… 遮盖 [zhēgài]
가마……………………………… 头旋 [tóuxuán]
가쁜 호흡 ……………………… 呼吸急促 [hūxījícù]
가슴……………………………… 胸脯 [xiōngpú]　胸部 [xiōngbù]
가슴이 답답함 ………………… 胸闷 [xiōngmèn]
가슴이 두근거림………………… 心悸 [xīnjì]　心慌 [xīnhuāng]
가슴 축소 ……………………… 巨乳缩小 [jùrǔ suōxiǎo]
가슴통증………………………… 胸痛 [xiōngtòng]
가슴 한가운데 ………………… 胸口 [xiōngkǒu]
가슴 확대 수술………………… 隆胸术 [lóngxiōngshù]
　丰胸术 [fēngxiōngshù]
가정의학과 ……………………… 家庭医学科 [jiātíngyīxuékē]
각기 장단점이 있다…………… 各有利弊 [gèyǒulìbì]
각막……………………………… 角膜 [jiǎomó]
각막염 …………………………… 角膜炎 [jiǎomóyán]
각막절편………………………… 角膜瓣 [jiǎomóbàn]

각막혼탁……………………………角膜混浊 [jiǎomó húnzhuó]
각질……………………………………角质 [jiǎozhì]
각혈……………………………………咳血 [kéxiě] 咯血 [kǎxiě]
간………………………………………肝脏 [gānzàng]
간지럽다………………………………发痒 [fāyǎng]
간질……………………………………癫痫 [diānxián]
간호하다………………………………护理 [hùlǐ]
감기(에 걸리다) ……………………感冒 [gǎnmào]
감염내과………………………………感染内科 [gǎnrǎnnèikē]
감염되다………………………………感染 [gǎnrǎn]
갑상선…………………………………甲状腺 [jiǎzhuàngxiàn]
갑자기 발생하다……………………突发 [tūfā]
객담……………………………………咳痰 [kétán]
객혈……………………………………咳血 [kéxiě] 咯血 [kǎxiě]
거부반응………………………………排斥反应 [páichìfǎnyìng]
排异反应 [páiyìfǎnyìng]
거식증…………………………………厌食 [yànshí]
건선……………………………………牛皮癣 [niúpíxuǎn]
银屑病 [yínxièbìng]
검버섯…………………………………老年斑 [lǎoniánbān]
검안하다………………………………验光 [yànguāng]
겨드랑이………………………………腋窝 [yèwō]
겨드랑이 털 …………………………腋毛 [yèmáo]
견고하다………………………………结实 [jiēshi]
견치……………………………………犬牙 [quǎnyá] 尖牙 [jiānyá]
결막염…………………………………结膜炎 [jiémóyán]
결정적이다……………………………致命 [zhìmìng]
결합하다 ……………………………… 结合 [jiéhé]
결핵 …………………………………… 结核 [jiéhé]
결핵과………………………………… 结核科 [jiéhékē]
경미하다 ……………………………… 轻微 [qīngwēi]

고민이다………………………… 苦恼 [kǔnǎo]
고어텍스………………………… 膨体 [péngtǐ]
고열……………………………… 高烧 [gāoshāo]
고열이 남 ……………………… 发高烧 [fāgāoshāo]
고열이 내리지 않음…………… 高烧不退 [gāoshāo bútuì]
고혈압 ………………………… 高血压 [gāoxuèyā]
곤봉지 ………………………… 杵状指 [chǔzhuàngzhǐ]
골다공증………………………… 骨质疏松症 [gǔzhìshūsōngzhèng]
골반통 ………………………… 骨盆痛 [gǔpéntòng]
골유착 ………………………… 骨愈合 [gǔyùhé]
骨结合 [gǔjiéhé]
골절(되다)……………………… 骨折 [gǔzhé]
공막염 ………………………… 巩膜炎 [gǒngmóyán]
관리하다………………………… 护理 [hùlǐ]
관자놀이………………………… 太阳穴 [tàiyángxué]
관절 탈구 ……………………… 关节脱位 [guānjié tuōwèi]
광대뼈 축소…………………… 颧骨缩小 [quángǔ suōxiǎo]
괜찮다 ………………………… 不要紧 [búyàojǐn]
교상……………………………… 咬伤 [yǎoshāng]
교정하다………………………… 矫正 [jiǎozhèng]
구강건조………………………… 口干舌燥 [kǒugānshézào]
구강암 ………………………… 口腔癌 [kǒuqiāngái]
구레나룻………………………… 络腮胡子 [luòsāihúzi]
구취……………………………… 口臭 [kǒuchòu]
구토……………………………… 呕吐 [ǒutù]
국소마취………………………… 局部麻醉 [júbù mázuì]=局麻
굴절……………………………… 屈光 [qūguāng]
굴절이상………………………… 屈光不正 [qūguāng búzhèng]
궤양……………………………… 溃疡 [kuìyáng]
귀………………………………… 耳朵 [ěrduo]
귀가 가려움…………………… 耳痒 [ěryǎng]

귀가 멍멍함 ························ 耳朵嗡嗡响 [ěrduo wēngwēngxiǎng]
귀가 밝음························· 耳朵好使 [ěrduo hǎoshǐ]
귀가 아픔························· 耳痛 [ěrtòng]
귀가 어두움 ······················· 耳朵不好使 [ěrduo bùhǎoshǐ]
귀가 울림························· 耳鸣 [ěrmíng]
귀가 잘 들리지 않음·············· 耳背 [ěrbèi] 重听 [zhòngtīng]
귀가 잘 들림 ······················ 耳朵好使 [ěrduo hǎoshǐ]
귀먹음··························· 耳聋 [ěrlóng]
귀밑머리 ························· 鬢角 [bìnjiǎo]
귀 성형··························· 耳部整形 [ěrbù zhěngxíng]
귀에서 고름이 나옴 ·············· 耳朵内流脓水
[ěrduo nèi liú nóngshuǐ]
귀에 이물질이 들어감············ 耳朵进异物 [ěrduo jìn yìwù]
귀족 수술························· 贵族手术 [guìzú shǒushù]
富鼻隆起术 [fùbílóngqǐshù]
귀지가 많음 ······················· 耳垢多 [ěrgòu duō]
귓물 ······························ 耳漏 [ěrlòu]
귓불 ······························ 耳垂 [ěrchuí]
귓불 성형························· 耳垂整形 [ěrchuí zhěngxíng]
그리 대단한 것이 아니다········· 没什么大不了的
[méishénme dàbuliǎode]
근시 ······························ 近视 [jìnshì]
근시 교정술 ······················· 近视眼手术 [jìnshìyǎn shǒushù]
근육 ······························ 肌肉 [jīròu]
근육 경련························· 抽搐 [chōuchù]
근접하다························· 接近 [jiējìn]
금기증··························· 禁忌症 [jìnjìzhèng]
급뇨 ······························ 尿急 [niàojí]
기관 ······························ 气管 [qìguǎn]
기관지··························· 支气管 [zhīqìguǎn]
기미 ······························ 黄褐斑 [huánghèbān]

기운이 없다························ 无力 [wúlì]
기침(을 하다) ······················ 咳嗽 [késou]
긴 눈······························ 细长眼 [xìchángyǎn]
长眼 [chángyǎn]
긴 얼굴···························· 长形脸 [chángxíngliǎn]
긴 코······························ 长鼻子 [chángbízi]
깁스를 하다························ 打石膏 [dǎ shígāo]
깊은 혼수 ·························· 深昏迷 [shēnhūnmí]
까지다 ···························· 擦伤 [cāshāng]
꾸준히 하다························ 坚持 [jiānchí]
꿰매다 ···························· 缝 [féng]

ㄴ

나타내다··························· 显示 [xiǎnshì]
낙상······························ 摔伤 [shuāishāng]
난소낭종··························· 卵巢囊肿 [luǎncháo nángzhǒng]
난시 ······························ 散光 [sǎnguāng]
난청 ······························ 耳聋 [ěrlóng]
날숨······························ 呼气 [hūqì]
납득하다··························· 接受 [jiēshòu]
납작코 ···························· 塌鼻子 [tābízi]
낮은 코···························· 塌鼻子 [tābízi]
낮은 코 높이기 수술 ············· 隆鼻术 [lóngbíshù]
내과······························ 内科 [nèiikē]
내구성이 좋다 ···················· 耐用 [nàiyòng]
내려가다··························· 降低 [jiàngdī]
내려앉다··························· 塌 [tā]
내마모성··························· 耐磨性 [nàimóxìng]
내분비대사내과···················· 内分泌代谢内科
[nèifēnmìdàixièneìkē]

내상 ································ 内伤 [nèishāng]
내안각······························ 内眼角 [nèiyǎnjiǎo]
内眦 [nèizì]
내장이 뒤틀리는 듯한 통증······ 绞痛 [jiǎotòng]
냉 ···································· 白带 [báidài]
넓적다리 ··························· 大腿 [dàtuǐ]
넓히다······························ 扩大 [kuòdà]
넘어져 입은 상처················ 摔伤 [shuāishāng]
노인성 치매 ······················ 老年性痴呆 [lǎoniánxìngchīdāi]
녹내장······························ 青光眼 [qīngguāngyǎn]
농양 ································ 脓肿 [nóngzhǒng]
농포 ································ 脓疱 [nóngpào]
높은 콧대··························· 高鼻梁 [gāobíliáng]
높이다······························ 垫高 [diàngāo]
뇌 ···································· 脑 [nǎo]
뇌졸중······························ 脑中风 [nǎozhòngfēng]
뇌출혈······························ 脑出血 [nǎochūxuè]
누런 치아··························· 牙齿发黄 [yáchǐ fāhuáng]
누런 콧물이 남 ··················· 流黄鼻涕 [liú huángbítì]
눈 ···································· 眼睛 [yǎnjing]
눈가 주름··························· 鱼尾纹 [yúwěiwén]
眼角皱纹 [yǎnjiǎozhòuwén]
눈곱이 낌··························· 有眼屎 [yǒu yǎnshǐ]
눈곱이 많이 낌 ··················· 眼屎多 [yǎnshǐ duō]
눈구멍······························ 眼裂 [yǎnliè]
눈밑 애교 수술 ··················· 眼底妩媚术 [yǎndǐwǔmèishù]
눈밑에 움푹 들어간 부분········· 泪沟 [lèigōu]
눈밑 지방 제거 ··················· 去眼袋 [qù yǎndài]
눈 부심····························· 畏光 [wèiguāng]
눈 성형····························· 眼部整形 [yǎnbù zhěngxíng]
눈썹 ································ 眉毛 [méimáo]

눈썹 문신 …… 纹眉 [wénméi]
눈썹 이식 …… 眉毛移植 [méimáo yízhí]
눈에 이물감이 있음 …… 眼内有异物感 [yǎnnèi yǒu yìwùgǎn]
눈을 계속 깜빡거림 …… 不断眨眼 [búduàn zhǎyǎn]
눈이 가려움 …… 眼睛痒 [yǎnjing yǎng]
눈이 건조함 …… 眼干 [yǎngān]
눈이 밝음 …… 眼睛好使 [yǎnjing hǎoshǐ]
눈이 아픔 …… 眼痛 [yǎntòng]
눈이 어두움 …… 眼睛不好使 [yǎnjing bùhǎoshǐ]
눈이 좋음 …… 眼睛好使 [yǎnjing hǎoshǐ]
눈이 충혈됨 …… 眼睛充血 [yǎnjing chōngxuè]
눈이 침침함 …… 眼花 [yǎnhuā]
눈이 피로함 …… 眼睛疲劳 [yǎnjing píláo]
눈 흰자위가 노래짐 …… 眼白发黄 [yǎnbái fāhuáng]
눈 흰자위가 빨개짐 …… 眼白发红 [yǎnbái fāhóng]
늘어지다 …… 松弛 [sōngchí]

ㄷ

다 낫다 …… 治好 [zhìhǎo]
다뇨(증) …… 多尿 [duōniào]
다래끼 …… 针眼 [zhēnyan]
다리 …… 腿 [tuǐ]
다리를 절뚝거림 …… 跛行 [bǒxíng]
다리를 펼 수 없음 …… 伸不直腿 [shēnbuzhí tuǐ]
다리와 발이 부음 …… 腿脚浮肿 [tuǐjiǎo fúzhǒng]
다시 도지다 …… 复发 [fùfā]
다치다 …… 受伤 [shòushāng]
다크서클 …… 黑眼圈 [hēiyǎnquān]
다크서클 제거 …… 去黑眼圈 [qù hēiyǎnquān]

다한 ································· 多汗 [duōhàn]
단백뇨································· 蛋白尿 [dànbáiniào]
단추를 풀다 ························· 解开扣子 [jiěkāi kòuzi]
달걀형 얼굴 ························· 瓜子脸 [guāzǐliǎn]
鸭蛋脸 [yādànliǎn]
담······································ 痰 [tán]
담낭 ··································· 胆囊 [dǎnnáng]
당나귀귀 ···························· 招风耳 [zhāofēngěr]
扇风耳 [shànfēngěr]
당뇨병································· 糖尿病 [tángniàobìng]
대구치································· 大臼齿 [dàjiùchǐ]
대변 실금···························· 大便失禁 [dàbiàn shījìn]
대장 ··································· 大肠 [dàcháng]
대퇴 ··································· 大腿 [dàtuǐ]
더해지다 ····························· 加重 [jiāzhòng]
덧니 ··································· 虎牙 [hǔyá]
덮다 ··································· 遮盖 [zhēgài]
도상 ··································· 刀伤 [dāoshāng]
도움을 받다 ························· 借助 [jièzhù]
도태하다 ····························· 淘汰 [táotài]
돌출귀································· 招风耳 [zhāofēngěr]
扇风耳 [shànfēngěr]
돌출눈································· 突眼 [tūyǎn]　牛眼 [niúyǎn]
돌출입 교정 ························· 突嘴矫正 [tūzuǐ jiǎozhèng]
동상 ··································· 冻伤 [dòngshāng]
동적 주름···························· 表情纹 [biǎoqíngwén]
돼지코································· 朝天鼻 [cháotiānbí]
되도록 빨리 ························· 尽快 [jǐnkuài]
되도록 일찍 ························· 尽早 [jǐnzǎo]
두께 ··································· 厚度 [hòudù]
두드러기 ····························· 荨麻疹 [xúnmázhěn]

두렵다 ································ 恐怖 [kǒngbù]
두발 ································ 头发 [tóufa]
두통 ································ 头痛 [tóutòng]
둔부 ································ 屁股 [pìgǔ] 臀部 [túnbù]
둔통 ································ 钝痛 [dùntòng]
둥근 눈 ································ 圆眼 [yuányǎn]
둥근 얼굴 ································ 圆脸 [yuánliǎn]
둥글고 큰 눈 ································ 杏核眼 [xìnghéyǎn]
杏眼 [xìngyǎn]
뒤통수 ································ 后脑 [hòunǎo]
뒤트임 수술 ································ 开外眼角手术
[kāiwàiyǎnjiǎo shǒushù]
뒷골 ································ 后脑 [hòunǎo]
뒷골이 당김 ································ 后脑发僵 [hòunǎo fājiāng]
들숨 ································ 吸气 [xīqì]
들창코 ································ 朝天鼻 [cháotiānbí]
등 ································ 背 [bèi]
딸기코 ································ 酒糟鼻 [jiǔzāobí]
딸꾹질 ································ 呃逆 [ènì] 打嗝儿 [dǎgér]
땀띠 ································ 痱子 [fèizi]
땀이 남 ································ 出汗 [lěnghàn] 冒汗 [màohàn]
떨림 ································ 颤抖 [chàndǒu] 哆嗦 [duōsuō]
뜯다 ································ 拆 [chāi]

ㄹ

라셀음 ································ 湿啰音 [shīluóyīn]
래디어스(Radiesse) ································ 微晶瓷 [wēijīngcí]
레스틸렌(Restylane) ································ 瑞蓝 [ruìlán]
레이저 ································ 激光 [jīguāng]

레이저 시력 교정술 ·············· 准分子激光手术 [zhǔnfēnzǐ jīguāng shǒushù]
레지던트 ························· 住院医生 [zhùyuànyīshēng]
류머티즘내과 ······················ 风湿内科 [fēngshīnèikē]
링거액을 놓다 ····················· 打点滴 [dǎdiǎndī]

ㅁ

마른기침(을 하다) ················· 干咳 [gānké]
마른버짐 ························· 牛皮癣 [niúpíxuǎn] 银屑病 [yínxièbìng]
마름모형 얼굴 ····················· 菱形脸 [língxíngliǎn]
마모저항성 ························ 耐磨性 [nàimóxìng]
마비(되다) ························ 麻痹 [mábì]
마음의 상처 ······················· 心灵创伤 [xīnlíng chuàngshāng]
마취과 ··························· 麻醉科 [mázuìkē]
마취의사 ························· 麻醉师 [mázuìshī]
마취제 ··························· 麻醉剂 [mázuìjì]
마취통증의학과 ···················· 麻醉疼痛医学科 [mázuìténgtòngyīxuékē]
마취하다 ························· 麻醉 [mázuì]
말초신경 ························· 神经末梢 [shénjīngmòshāo]
맑은 콧물이 남 ···················· 流清鼻涕 [liú qīngbítì]
매몰귀 ··························· 隐耳 [yǐněr] 袋耳 [dàiěr] 埋没耳 [máimòěr]
매몰법 ··························· 埋线法 [máixiànfǎ]
매부리코 ························· 鹰钩鼻 [yīnggōubí]
맥립종 ··························· 麦粒肿 [màilìzhǒng]
머리 ····························· 头 [tóu]
머리가 깨질 듯 아파요 ·········· 头痛得就像要裂开似的 [tóutòng dé jiùxiàng yào lièkāi shìde]

머리가 무거워요 ··················· 头发沉 [tóu fāchén]
머리가 어질어질해요 ·············· 头晕乎乎的 [tóu yùnhūhūde]
머리가 지끈지끈해요 ·············· 头刺痛 [tóu cìtòng]
머리에 혹이 났어요 ················ 头上长了个包 [tóushang zhǎng le ge bāo]
머리카락 ······························ 头发 [tóufa]
멍 ······································ 挫伤 [cuòshāng]
멍이 듦 ································ 发青 [fāqīng]
메스꺼움 ······························ 恶心 [ěxin]
면봉 ···································· 棉花棒 [miánhuābàng] 棉签 [miánqiān]
면역력 저하 ·························· 免疫力下降 [miǎnyìlì xiàjiàng]
명치 ···································· 胸口 [xiōngkǒu]
모공 ···································· 毛孔 [máokǒng]
모발 이식 ····························· 毛发移植 [máofàyízhí] 头发种植 [tóufazhòngzhí]
목 ······································ 脖子 [bózi] 颈部 [jǐngbù]
목구멍 ································· 嗓子 [sǎngzi] 喉咙 [hóulóng]
목덜미 ································· 脖梗儿 [bógěngr] 后颈 [hòujǐng]
목소리 ································· 嗓子 [sǎngzi]
목을 돌릴 수 없어요 ·············· 脖子不能转动 [bózi bùnéng zhuǎndòng]
목이 바싹 말라요 ·················· 嗓子干了 [sǎngzi gān le]
목이 쉼 ································ 声音嘶哑 [shēngyīn sīyǎ]
목이 잠김 ····························· 声音嘶哑 [shēngyīn sīyǎ]
목청 ···································· 嗓子 [sǎngzi]
몸 ······································ 身体 [shēntǐ]
몸살 ···································· 浑身酸痛 [húnshēn suāntòng]
몸서리 ································· 寒战 [hánzhàn]
몸조심하다 ··························· 保重 [bǎozhòng]

몽고주름 ·························· 内眦赘皮 [nèizìzhuìpí]
몽고주름 제거술 ·················· 开内眼角手术 [kāinèiyǎnjiǎo shǒushù]
몽정 ······························ 遗精 [yíjīng]
무감각해지다 ······················ 麻痹 [mábì]
무기력 ···························· 无力 [wúlì] 乏力 [fálì]
무뇨 ······························ 无尿 [wúniào]
무르익다 ·························· 成熟 [chéngshú]
무릎 ······························ 膝盖 [xīgài]
무섭다 ···························· 恐怖 [kǒngbù]
무좀 ······························ 脚气 [jiǎoqì]
무지근한 통증 ···················· 钝痛 [dùntòng]
무턱 교정 ························ 无下巴矫正 [wúxiàba jiǎozhèng]
묵직한 느낌의 통증 ·············· 钝痛 [dùntòng]
물똥 ······························ 水样便 [shuǐyàngbiàn]
물린 상처 ························ 咬伤 [yǎoshāng]
물집이 생김 ······················ 起泡 [qǐpào]
묽은 변 ·························· 稀便 [xībiàn]
뭉툭하다 ·························· 圆钝 [yuándùn]
미간 주름살 ······················ 眉间纹 [méijiānwén] 川字纹 [chuānzìwén]
미열 ······························ 发低烧 [fādīshāo]
미열이 나다 ······················ 发低烧 [fādīshāo]
미용성형 ·························· 美容整形 [měiróngzhěngxíng]

ㅂ

박피 ······························ 磨皮 [mópí] 擦皮 [cāpí]
박피술 ···························· 磨皮术 [mópíshù] 皮肤磨削术 [pífūmóxiāoshù]

반발통 ………………………… 反跳痛 [fǎntiàotòng]
반신불수………………………… 瘫痪 [tānhuàn]
반혼수 ………………………… 轻昏迷 [qīnghūnmí]
半昏迷 [bànhūnmí]
받다……………………………… 接受 [jiēshòu]
발………………………………… 脚 [jiǎo]
발가락 ………………………… 脚趾 [jiǎozhǐ]
발기부전………………………… 阳痿 [yángwěi]
발꿈치 ………………………… 脚跟 [jiǎogēn]
발목……………………………… 脚腕子 [jiǎowànzi]
발목을 삠 ……………………… 脚脖子扭伤 [jiǎobózi niǔshāng]
발바닥 ………………………… 脚掌 [jiǎozhǎng]
발병기 ………………………… 发病期 [fābìngqī]
발에 굳은살이 박혔어요 ……… 脚上长了老茧
[jiǎoshang zhǎng le lǎojiǎn]
발열……………………………… 发热 [fārè] 发烧 [fāshāo]
발진……………………………… 皮疹 [pízhěn]
발치하다………………………… 拔牙 [báyá]
발톱……………………………… 趾甲 [zhǐjiǎ]
방광……………………………… 膀胱 [pángguāng]
방광 팽만 ……………………… 膀胱膨胀 [pángguāng péngzhàng]
방귀가 잦음……………………… 放屁频频 [fàngpì pínpín]
排气多 [páiqì duō]
방사선종양학과………………… 放射肿瘤科 [fàngshèzhǒngliúkē]
방사통 ………………………… 放射性痛 [fàngshèxìngtòng]
배………………………………… 肚子 [dùzi] 腹部 [fùbù]
배가 꾸르륵거려요……………… 肚子咕噜咕噜响
[dùzi gūlugūlu xiǎng]
배가 더부룩함…………………… 肚子胀 [dùzi zhàng]
배꼽……………………………… 肚脐 [dùqí]
배뇨 곤란 ……………………… 排尿困难 [páiniào kùnnan]

배뇨 증가……………………… 多尿 [duōniào]
배뇨통………………………… 尿痛 [niàotòng]
배에서 소리가 남……………… 肠鸣 [chángmíng]
배탈이 남……………………… 闹肚子 [nàodùzi]
백납 …………………………… 白癜风 [báidiànfēng]
백내장………………………… 白内障 [báinèizhàng]
백대하………………………… 白带 [báidài]
백반(증)……………………… 白癜风 [báidiànfēng]
백악질………………………… 牙骨质 [yágǔzhì]
백전풍………………………… 白癜风 [báidiànfēng]
백혈병………………………… 白血病 [báixuèbìng]
血癌 [xuèái]
버티다………………………… 坚持 [jiānchí]
벌리다………………………… 张开 [zhāngkāi]
법랑질………………………… 牙釉质 [yáyòuzhì]
벤 상처………………………… 刀伤 [dāoshāng]
변비 …………………………… 便秘 [biànmì]
별것 아니다 …………………… 没什么大不了的
[méishénme dàbuliǎode]
별일 아니다 …………………… 不要紧 [búyàojǐn]
병이 낫다……………………… 痊愈 [quányù]
보기 좋다……………………… 美观 [měiguān]
보여주다 ……………………… 显示 [xiǎnshì]
보조개………………………… 酒窝 [jiǔwō]
보조개 성형 …………………… 酒窝整形 [jiǔwō zhěngxíng]
보톡스………………………… 肉毒素 [ròudúsù]
보형물………………………… 假体 [jiǎtǐ]
복구하다 ……………………… 修复 [xiūfù]
복부 …………………………… 肚子 [dùzi] 腹部 [fùbù]
복부 경직……………………… 腹部僵硬 [fùbù jiāngyìng]
복부의 경련통………………… 绞痛 [jiǎotòng]

복부 지방흡입 ······················ 腹部吸脂 [fùbù xīzhī]
복부 통증 ························· 腹痛 [fùtòng]
복부 팽만 ························· 腹部膨胀 [fùbù péngzhàng]
복사뼈 ··························· 脚踝 [jiǎohuái]
복시 ····························· 复视 [fùshì]
복코 ····························· 蒜头鼻 [suàntóubí]
복통 ····························· 腹痛 [fùtòng]
복합레진 ························· 复合树脂 [fùhéshùzhī]
볼 ······························· 腮帮子 [sāibāngzi]
脸颊 [liǎnjiá]
봉안 ····························· 丹凤眼 [dānfèngyǎn]
부근관 ··························· 副根管 [fùgēnguǎn]
부딪쳐 입은 상처 ·················· 撞伤 [zhuàngshāng]
부비강 ··························· 鼻窦 [bídòu]
부상을 당하다 ····················· 受伤 [shòushāng]
부어오르다 ························ 肿大 [zhǒngdà] 肿 [zhǒng]
부은 눈 ·························· 肿泡眼 [zhǒngpàoyǎn]
金鱼眼 [jīnyúyǎn]
부인과 ··························· 妇科 [fùkē]
부정맥 ··························· 心律不齐 [xīnlǜbùqí]
부종 ····························· 浮肿 [fúzhǒng]
水肿 [shuǐzhǒng]
불면 ····························· 失眠 [shīmián]
불임 ····························· 不孕 [búyùn]
붓다 ····························· 肿大 [zhǒngdà] 肿 [zhǒng]
비강 ····························· 鼻腔 [bíqiāng]
비뇨기과 ························· 泌尿科 [mìniàokē]
비만 ····························· 肥胖 [féipàng]
비순주름 ························· 鼻唇沟 [bíchúngōu]
비싸다 ··························· 昂贵 [ángguì]
비염 ····························· 鼻炎 [bíyán]

비익 …………………………… 鼻翼 [bíyì]
비익 확장……………………… 鼻翼煽动 [bíyì shāndòng]
鼻煽 [bíshān]
비장 …………………………… 脾脏 [pízàng]
비중격………………………… 鼻中隔 [bízhōnggé]
빈뇨(증)……………………… 尿频 [niàopín]
빈혈 …………………………… 贫血 [pínxuè]
빠른 호흡……………………… 呼吸急促 [hūxī jícù]
빨갛게 붓다 ………………… 红肿 [hóngzhǒng]
뺨……………………………… 腮帮子 [sāibāngzi]
脸颊 [liǎnjiá]
뼈가 부러지다………………… 骨折 [gǔzhé]
뼈에 금이 가다 …………… 骨裂 [gǔliè]
裂纹骨折 [lièwén gǔzhé]
뽑다 …………………………… 拔 [bá]
쁘띠 성형……………………… 微整形 [wēizhěngxíng]
삐다 …………………………… 扭伤 [niǔshāng]

ㅅ

사각 얼굴……………………… 方形脸 [fāngxíngliǎn]
国字脸 [guózìliǎn]
사각턱 축소 ………………… 下颌角缩小 [xiàhéjiǎo suōxiǎo]
사람에 따라 다르다 ………… 因人而异 [yīnrén'éryì]
사랑니………………………… 智齿 [zhìchǐ]
사마귀………………………… 疣子 [yóuzi]
사물이 두 개로 보임………… 看东西有重影
[kàn dōngxi yǒu chóngyǐng]
사시 …………………………… 斜视 [xiéshì]
사용 수명……………………… 寿命 [shòumìng]

사정통 ·························· 射精痛 [shèjīngtòng]
사타구니························· 腹股沟 [fùgŭgōu]
삭뇨증 ·························· 尿频 [niàopín]
산부인과························· 妇产科 [fùchănkē]
산통 ···························· 绞痛 [jiǎotòng]
산후탈모························· 产后脱发 [chǎnhòu tuōfà]
살쩍 ···························· 鬓角 [bìnjiǎo]
삼킴 장애 ······················· 吞咽困难 [tūnyān kùnnan]
상박 ···························· 上臂 [shàngbì]
상반신 ·························· 上身 [shàngshēn]
상아질 ·························· 牙本质 [yáběnzhì]
상완 ···························· 上臂 [shàngbì]
상처 ···························· 伤口 [shāngkǒu]
创伤 [chuāngshāng]
상처가 아물다···················· 创伤愈合 [chuàngshāng yùhé]
상처를 입다······················ 损伤 [sŭnshāng]
상처에 딱지가 앉다··············· 伤口结痂 [shāngkǒu jiéjiā]
새우눈 ·························· 鼠眼 [shǔyǎn]
색깔과 광택······················ 色泽 [sèzé]
색소침착························· 色素沉着 [sèsùchénzhuó]
생리가 늦어짐 ···················· 经期推迟 [jīngqī tuīchí]
생리가 빨라짐 ···················· 经期提前 [jīngqī tíqián]
생리과다························· 月经过多 [yuèjīng guòduō]
생리과소························· 月经过少 [yuèjīng guòshǎo]
생리 불순 ······················· 月经不调 [yuèjīng bùtiáo]
생리통 ·························· 痛经 [tòngjīng]
서클렌즈························· 美瞳隐形眼镜
[měitóng yĭnxíngyǎnjìng]
서혜부 ·························· 腹股沟 [fùgŭgōu]
석고 ···························· 石膏 [shígāo]
설사 ···························· 腹泻 [fùxiè] 拉肚子 [lādùzi]

설사와 변비가 반복됨………… 腹泻与便秘交替
[fùxiè yǔ biànmì jiāotì]
성능이 좋다…………………… 好使 [hǎoshǐ]
성대……………………………… 声带 [shēngdài]
성숙하다………………………… 成熟 [chéngshú]
성인 여드름…………………… 成人痘 [chéngréndòu]
성형외과………………………… 整形外科 [zhěngxíngwàikē]
세균 감염……………………… 细菌感染 [xìjūn gǎnrǎn]
세극등 현미경………………… 裂隙灯 [lièxìdēng]
세 바늘을 꿰맸다……………… 缝了三针 [féng le sān zhēn]
소구치…………………………… 小臼齿 [xiǎojiùchǐ]
소독약…………………………… 消毒药 [xiāodúyào]
소독용 솜……………………… 棉球 [miánqiú]
소독하다………………………… 消毒 [xiāodú]
소변감소(증)…………………… 少尿 [shǎoniào]
소변 마지막의 혈뇨…………… 终末血尿 [zhōngmò xuèniào]
소변을 볼 때 개운하지 않음…… 尿不尽感 [niào bújìngǎn]
소변을 참지 못함……………… 尿急 [niàojí]
소아과…………………………… 儿科 [érkē]　小儿科[xiǎoérkē]
소장……………………………… 小肠 [xiǎocháng]
소화기내과……………………… 消化内科 [xiāohuànèikē]
소화불량………………………… 消化不良 [xiāohuà bùliáng]
속눈썹…………………………… 睫毛 [jiémáo]
손………………………………… 手 [shǒu]
손가락…………………………… 手指 [shǒuzhǐ]
손가락을 삠…………………… 手指扭伤 [shǒuzhǐ niǔshāng]
손가락 끝이 뭉툭해짐………… 杵状指 [chǔzhuàngzhǐ]
손목……………………………… 手腕子 [shǒuwànzi]
손목골절………………………… 手腕骨折 [shǒuwàn gǔzhé]
손바닥…………………………… 手掌 [shǒuzhǎng]
손바닥에서 땀이 잘 남……… 手心总出汗
[shǒuxīn zǒng chūhàn]

손발 근육통 ……………………… 手脚肌肉痛
[shǒujiǎo jīròutòng]
손발 마비 ……………………… 手脚麻木 [shǒujiǎo mámù]
손발이 참 ……………………… 手脚冰凉 [shǒujiǎo bīngliáng]
손발 저림 ……………………… 手脚发麻 [shǒujiǎo fāmá]
손상 ……………………… 损伤 [sǔnshāng]
손에 쥐가 남 ……………………… 手抽筋 [shǒu chōujīn]
손을 구부릴 수 없음 ……………………… 手不能弯曲 [shǒu bùnéng wānqū]
손을 높이 들 수 없음 ……………………… 手不能举高 [shǒu bùnéng jǔgāo]
손을 들 때 어깨가 아픔 ……………………… 抬手时肩痛
[táishǒushí jiāntòng]
손톱 ……………………… 指甲 [zhǐjiǎ]
송곳니 ……………………… 犬牙 [quǎnyá] 尖牙 [jiānyá]
쇼크 ……………………… 休克 [xiūkè]
수락하다 ……………………… 接受 [jiēshòu]
수련의 ……………………… 实习医生 [shíxíyīshēng]
수면마취 ……………………… 无痛麻醉 [wútòng mázuì]
수면 장애 ……………………… 睡眠障碍 [shuìmián zhàngài]
수명 ……………………… 寿命 [shòumìng]
수복하다 ……………………… 修复 [xiūfù]
수술을 받다 ……………………… 接受手术 [jiēshòu shǒushù]
수술하다 ……………………… 开刀 [kāidāo]
수액하다 ……………………… 打点滴 [dǎdiǎndī]
수염 ……………………… 胡子 [húzi]
수정체 ……………………… 晶状体 [jīngzhuàngtǐ]
수정체 혼탁 ……………………… 晶状体混浊
[jīngzhuàngtǐ húnzhuó]
수포음 ……………………… 水泡音 [shuǐpàoyīn]
수혈하다 ……………………… 输血 [shūxuè]
순환기내과 ……………………… 循环内科 [xúnhuánnèikē]
숨쉴 때 콧구멍을 벌름거림 ……… 鼻翼煽动 [bíyì shāndòng]
鼻煽 [bíshān]

숨을 내쉬다 …………………… 呼气 [hūqì]
숨을 들이쉬다…………………… 吸气 [xīqì]
숨을 참다…………………… 屏气 [bǐngqì]
숨을 헐떡거림…………………… 喘息 [chuǎnxī]
숨이 가쁨…………………… 气喘 [qìchuǎn] 气短 [qìduǎn]
숨이 참…………………… 喘息 [chuǎnxī]
숨통 …………………… 气管 [qìguǎn]
쉽게 피로함 …………………… 容易疲劳 [róngyì píláo]
습진 …………………… 湿疹 [shīzhěn]
시력을 측정하다…………………… 验光 [yànguāng]
시력이 나빠지다…………………… 视力下降 [shìlì xiàjiàng]
시력 장애…………………… 视力障碍 [shìlì zhàngài]
시력 저하…………………… 视力下降 [shìlì xiàjiàng]
시리다…………………… 酸疼 [suānténg]
시린이…………………… 倒牙 [dǎoyá]
시멘트질 …………………… 牙骨质 [yágǔzhì]
시큰거리다…………………… 酸痛 [suāntòng]
酸疼 [suānténg]
시큰거림 …………………… 酸痛 [suāntòng]
식도 …………………… 食管 [shíguǎn]
식욕감퇴 …………………… 食欲减退 [shíyù jiǎntuì]
식욕부진 …………………… 食欲不振 [shíyù búzhèn]
식욕저하 …………………… 食欲下降 [shíyù xiàjiàng]
식은땀이 남 …………………… 出冷汗 [chūlěnghàn]
冒冷汗 [màolěnghàn]
식중독…………………… 食物中毒 [shíwùzhòngdú]
신경과…………………… 神经科 [shénjīngkē]
신경외과 …………………… 神经外科 [shénjīngwàikē]
신경통…………………… 神经痛 [shénjīngtòng]
신장 …………………… 肾脏 [shènzàng]
신장내과 …………………… 肾脏内科 [shènzàngnèikē]

신체 ································ 身体 [shēntǐ]
실눈 ································ 眯缝眼 [mīfengyǎn]
실리콘 ····························· 硅胶 [guījiāo]
실밥을 풀다 ························ 拆线 [chāixiàn]
심계항진 ··························· 心悸 [xīnjì] 心慌 [xīnhuāng]
심근경색 ··························· 心肌梗死 [xīnjīgěngsǐ] = 心梗
심미적이다 ························· 美观 [měiguān]
심장 ································ 心脏 [xīnzàng]
심장내과 ··························· 心脏内科 [xīnzàngnèikē]
심장박동수 감소 ···················· 心率过缓 [xīnlǜ guòhuǎn]
심장박동수 증가 ···················· 心率过快 [xīnlǜ guòkuài]
심장외과 ··························· 心脏外科 [xīnzàngwàikē]
심장질환 ··························· 心脏病 [xīnzàngbìng]
심해지다 ··························· 加重 [jiāzhòng]
심호흡하다 ························· 深呼吸 [shēnhūxī]
심화 ································ 心火 [xīnhuǒ]
십이지장 ··························· 十二指肠 [shíèrzhǐcháng]
쌍꺼풀 ····························· 双眼皮 [shuāngyǎnpí]
重睑 [chóngjiǎn]
쌍꺼풀 수술 ························ 双眼皮手术
[shuāngyǎnpí shǒushù]
쌕쌕거림 ··························· 哮鸣音 [xiàomíngyīn]
쑤시는 통증 ························ 酸痛 [suāntòng]
쑤시다 ····························· 酸痛 [suāntòng]
쓸개 ································ 胆囊 [dǎnnáng]
씹다 ································ 嚼 [jiáo] 咀嚼 [jǔjué]

ㅇ

아담스 애플 ························ 喉结 [hóujié]
아래턱 ····························· 下颌 [xiàhé] 下颚 [xiàè]

아래팔 ······························ 前臂 [qiánbì]
아랫다리 ···························· 小腿 [xiǎotuǐ]
아랫배 ······························ 小肚子 [xiǎodùzi]
小腹 [xiǎofù]
아랫배 통증 ························ 下腹疼痛 [xiàfù téngtòng]
아말감 ······························ 银汞合金 [yíngǒnghéjīn]
아무데나 가래를 뱉다 ············ 随地吐痰 [suídìtǔtán]
아물다 ······························ 愈合 [yùhé]
아이라인 문신 ······················ 纹眼线 [wén yǎnxiàn]
아토피성 피부염 ···················· 异位性皮炎 [yìwèixìng píyán]
아프다 ······························ 疼 [téng] 痛 [tòng]
疼痛 [téngtòng]
안검하수 ···························· 眼睑下垂 [yǎnjiǎn xiàchuí]
안검하수 교정 ······················ 上睑下垂矫正
[shàngjiǎn xiàchuí jiǎozhèng]
안과 ································ 眼科 [yǎnkē]
안구 ································ 眼球 [yǎnqiú]
안구돌출 ···························· 眼球突出 [yǎnqiú tūchū]
안면윤곽성형 ························ 面部轮廓整形
[miànbù lúnkuò zhěngxíng]
안색이 어두움 ······················ 面色灰暗 [miànsè huīàn]
안색이 창백함 ······················ 面色苍白 [miànsè cāngbái]
안압 ································ 眼压 [yǎnyā]
안압이 높음 ························ 高眼压 [gāoyǎnyā]
안압이 상승함 ······················ 眼压升高 [yǎnyā shēnggāo]
안약을 넣다 ························ 滴眼药 [dī yǎnyào]
안약을 점안하다 ···················· 滴眼药 [dī yǎnyào]
안장코 ······························ 鞍鼻 [ānbí]
안저 ································ 眼底 [yǎndǐ]
알레르기내과 ························ 过敏科 [guòmǐnkē]
알로덤(alloderm) ··················· 人造真皮 [rénzào zhēnpí]

알코올 ································ 酒精 [jiǔjīng]
암···································· 癌症 [áizhèng]
암내 제거 ···························· 腋臭祛除 [yèchòu qūchú]
압통·································· 压痛 [yātòng]
앞니 ································· 门牙 [ményá]
앞뒤트임······························ 开眼角 [kāiyǎnjiǎo]
앞뒤트임 수술 ························ 开眼角手术 [kāiyǎnjiǎo shǒushù]
앞트임 수술··························· 开内眼角手术 [kāinèiyǎnjiǎo shǒushù]
액모·································· 腋毛 [yèmáo]
액와 ································· 腋窝 [yèwō]
액취증 제거··························· 腋臭祛除 [yèchòu qūchú]
야간뇨 ······························· 夜尿 [yèniào]
야뇨·································· 夜尿 [yèniào]
야맹증 ······························· 夜盲 [yèmáng]
약물·································· 药物 [yàowù]
약솜·································· 药棉 [yàomián]
약을 처방하다························· 开药 [kāiyào]
양악 수술 ···························· 双鄂手术 [shuāng'è shǒushù]
양치하다······························ 漱口 [shùkǒu]
어금니 ······························· 磨牙 [móyá]
어깨·································· 肩膀 [jiānbǎng]
어깨 결림 ···························· 肩膀酸痛 [jiānbǎng suāntòng]
어울리다······························ 协调 [xiétiáo]
어지러움······························ 眩晕 [xuànyùn]
어혈·································· 瘀血 [yūxuè]
억제하다······························ 控制 [kòngzhì]
얼굴·································· 脸 [liǎn]
얼굴을 작게 하다 ····················· 瘦脸 [shòuliǎn]
얼굴이 부음··························· 面部浮肿 [miànbù fúzhǒng]

없애다 ······························ 去除 [qùchú]
엉덩이 ······························ 屁股 [pìgǔ] 臀部 [túnbù]
에나멜질 ··························· 牙釉质 [yáyòuzhì]
엑스레이를 찍다 ···················· 拍X光片 [pāi X guāngpiàn]
여드름 ······························ 痘痘 [dòudòu]
青春痘 [qīngchūndòu]
粉刺 [fěncì] 痤疮 [cuóchuāng]
역삼각형 얼굴 ······················ 倒三角脸 [dàosānjiǎoliǎn]
연하곤란 ··························· 吞咽困难 [tūnyān kùnnan]
열다 ································ 解开 [jiěkāi]
열상 ································ 裂伤 [lièshāng]
열이 남 ····························· 发热 [fārè] 发烧 [fāshāo]
염좌 ································ 扭伤 [niǔshāng]
염증 ································ 发炎 [fāyán]
영구치 ······························ 恒牙 [héngyá]
영상의학과 ························· 影像医学科 [yǐngxiàngyīxuékē]
放射科 [fàngshèkē]
오뚝한 코 ·························· 高直鼻 [gāozhíbí]
오래가다 ··························· 耐用 [nàiyòng]
오심 ································ 恶心 [ěxin]
오진하다 ··························· 误诊 [wùzhěn]
오한이 나다 ························ 发冷 [fālěng]
온몸 ································ 全身 [quánshēn]
浑身 [húnshēn]
온몸이 쑤심 ························ 浑身酸痛 [húnshēn suāntòng]
올라가다 ··························· 升高 [shēnggāo]
올라간 눈 ·························· 吊眼 [diàoyǎn]
옴 ··································· 疥螨病 [jièmǎnbìng]
疥疮 [jièchuāng]
완치하다 ··························· 根治 [gēnzhì]
완쾌하다 ··························· 痊愈 [quányù]

외과 ································ 外科 [wàikē]
외래 환자 ·························· 门诊病人 [ménzhěnbìngrén]
외상 ································ 外伤 [wàishāng]
외상을 입다 ························ 受外伤 [shòuwàishāng]
외안각 ······························ 外眼角 [wàiyǎnjiǎo]
外眦 [wàizì]
외안각 성형술 ······················ 开外眼角手术
[kāiwàiyǎnjiǎo shǒushù]
요실금 ······························ 尿失禁 [niàoshījìn]
요절박 ······························ 尿急 [niàojí]
우울 ································ 忧郁 [yōuyù] 抑郁 [yìyù]
울대뼈 ······························ 喉结 [hóujié]
울화 ································ 心火 [xīnhuǒ]
원시 ································ 远视 [yuǎnshì]
원형 탈모증 ························ 斑秃 [bāntū]
위 ·································· 胃 [wèi]
위가 쓰려요 ························ 胃火辣辣地疼
[wèi huǒlàlàde téng]
위경련 ······························ 胃痉挛 [wèijìngluán]
위궤양 ······························ 胃溃疡 [wèikuìyáng]
위로 들어 올리다 ·················· 翘 [qiào]
위산결핍 ···························· 胃酸缺乏 [wèisuān quēfá]
위산과다 ···························· 胃酸过多 [wèisuān guòduō]
위염 ································ 胃炎 [wèiyán]
위출혈 ······························ 胃出血 [wèichūxuè]
위팔 ································ 上臂 [shàngbì]
유두 ································ 奶头 [nǎitóu] 乳头 [rǔtóu]
유방 ································ 乳房 [rǔfáng]
유방내분비외과 ···················· 乳房内分泌外科
[rǔfángnèifēnmìwàikē]
유방 축소 ·························· 巨乳缩小 [jùrǔ suōxiǎo]

유방 확대 수술 ·········· 隆胸术 [lóngxiōngshù]
丰胸术 [fēngxiōngshù]
유산 ·········· 流产 [liúchǎn]
유지하다 ·········· 维持 [wéichí]
유치 ·········· 乳牙 [rǔyá]
유행성감기 ·········· 流行性感冒
[liúxíngxìnggǎnmào] = 流感
융비술 ·········· 隆鼻术 [lóngbíshù]
음경 ·········· 阴茎 [yīnjīng]
음모 ·········· 阴毛 [yīnmáo]
음부 ·········· 阴部 [yīnbù] 下身 [xiàshēn]
음부 가려움증 ·········· 阴部瘙痒 [yīnbù sàoyǎng]
음식물이 끼다 ·········· 食物嵌塞 [shíwù qiànsāi]
음식 삼킬 때 목이 아파요 ·········· 吞咽食物时，嗓子疼 [tūnyān shíwù shí, sǎngzi téng]
응급의학과 ·········· 急救医学科 [jíjiùyīxuékē]
急诊科 [jízhěnkē]
응급 환자 ·········· 急诊病人 [jízhěnbìngrén]
의식불명 ·········· 昏迷 [hūnmí]
의식상실 ·········· 意识丧失 [yìshí sàngshī]
의식이 흐릿함 ·········· 意识模糊 [yìshí móhú]
의식 장애 ·········· 意识障碍 [yìshí zhàngài]
의치 ·········· 假牙 [jiǎyá] 义齿 [yìchǐ]
이가 반이 나갔어요 ·········· 牙齿断了一半
[yáchǐ duàn le yíbàn]
이가 비뚤게 났어요 ·········· 牙长歪了 [yá zhǎngwāi le]
이가 빠짐 ·········· 牙齿脱落 [yáchǐ tuōluò]
이가 시리다 ·········· 倒牙 [dǎoyá]
이가 시림 ·········· 牙齿酸痛 [yáchǐ suāntòng]
이가 흔들림 ·········· 牙齿松动 [yáchǐ sōngdòng]
이갈이 ·········· 磨牙 [móyá]

이 때운 것이 떨어짐 ············· 充填物脱落 [chōngtiánwù tuōluò]
이루 ································· 耳漏 [ěrlòu]
이를 갈다 ·························· 磨牙 [móyá]
이를 때우다 ························ 补牙 [bǔyá]
이를 뽑고 피가 멈추지 않음 ····· 拔牙后出血不止
[báyá hòu chūxuè bùzhǐ]
이를 뽑다 ·························· 拔牙 [báyá]
이마 ································· 额头 [étóu]
이마의 주름살 ····················· 抬头纹 [táitóuwén]
额横纹 [éhéngwén]
이명 ································· 耳鸣 [ěrmíng]
이비인후과 ························· 耳鼻喉科 [ěrbíhóukē]
이 사이가 벌어짐 ················· 牙齿缝隙大 [yáchǐ fèngxì dà]
이식외과 ···························· 移植外科 [yízhíwàikē]
이에 끼다 ·························· 塞牙 [sāiyá]
이자 ································· 胰腺 [yíxiàn]
이중검 수술 ························ 重睑术 [chóngjiǎnshù]
이중턱 제거 ························ 双下巴去除 [shuāngxiàba qùchú]
인공치아 ···························· 假牙 [jiǎyá] 义齿 [yìchǐ]
인내심이 있다 ····················· 耐心 [nàixīn]
인두 ································· 咽头 [yāntóu]
인조진피 ···························· 人造真皮 [rénzào zhēnpí]
인중 ································· 人中沟 [rénzhōnggōu]
人中穴 [rénzhōngxué]
인체 ································· 人体 [réntǐ]
인턴 ································· 实习医生 [shíxíyīshēng]
인플루엔자 ························· 流行性感冒
[liúxíngxìnggǎnmào]=流感
인후 ································· 咽喉 [yānhóu]
일반외과 ···························· 普通外科 [pǔtōngwàikē]
일반의 ······························ 普通医生 [pǔtōngyīshēng]

임상병리과 ······················· 临床病理科 [línchuángbìnglǐkē]
임플란트 ······················· 种植牙 [zhòngzhíyá]
임플란트 본체 ······················· 种植体 [zhòngzhítǐ]
种植钉 [zhòngzhídìng]
입 ······················· 嘴 [zuǐ]
입가 ······················· 嘴角 [zuǐjiǎo]
입가 주름 ······················· 嘴角皱纹 [zuǐjiǎo zhòuwén]
입냄새 ······················· 口臭 [kǒuchòu]
입덧 ······················· 孕吐 [yùntǔ]
입맛 없음 ······················· 厌食 [yànshí]
입술 ······················· 嘴唇 [zuǐchún]
입술 문신 ······················· 纹唇线 [wén chúnxiàn]
입술 성형 ······················· 唇部整形 [chúnbù zhěngxíng]
입술이 텄어요 ······················· 嘴唇裂了 [zuǐchún liè le]
입술 축소술 ······················· 厚唇矫正 [hòuchún jiǎozhèng]
입술 필러 ······················· 丰唇 [fēngchún]
입술 확대술 ······················· 丰唇 [fēngchún]
입안을 헹구다 ······················· 漱口 [shùkǒu]
입안이 마름 ······················· 口干舌燥 [kǒugānshézào]
입안이 헒 ······················· 口腔溃疡 [kǒuqiāngkuìyáng]
口疮 [kǒuchuāng]
입원 환자 ······················· 住院病人 [zhùyuànbìngrén]
입을 벌리고 숨을 쉼 ······················· 张口呼吸 [zhāngkǒu hūxī]
입이 마름 ······················· 口干 [kǒugān]
잇몸 ······················· 牙龈 [yáyín] 牙床 [yáchuáng]
잇몸뼈 ······················· 牙槽骨 [yácáogǔ]
잇몸에서 피가 남 ······················· 牙龈出血 [yáyín chūxuè]
잇몸이 부음 ······················· 牙龈肿胀 [yáyín zhǒngzhàng]
잇몸이 아픔 ······················· 牙龈痛 [yáyín tòng]
잇몸이 패임 ······················· 牙龈萎缩 [yáyín wěisuō]
잇몸통증 ······················· 牙龈痛 [yáyín tòng]

ㅈ

자가연골 ············ 自体软骨 [zìtǐ ruǎngǔ]
자상 ············ 刺伤 [cìshāng]
자연치 ············ 自然牙 [zìrányá]
　　天然牙 [tiānrányá]
자통 ············ 刺痛 [cìtòng]
작은 눈 ············ 鼠眼 [shǔyǎn]
작은 앞니 ············ 小门牙 [xiǎoményá]
작은 어금니 ············ 前磨牙 [qiánmóyá]
　　双尖牙 [shuāngjiānyá]
작은 창자 ············ 小肠 [xiǎocháng]
잔뇨감 ············ 尿不尽感 [niào bújìngǎn]
잔변감 ············ 排便不尽感 [páibiàn bújìngǎn]
잔주름 ············ 细小纹 [xìxiǎowén]
잠들기 어려움 ············ 入睡困难 [rùshuì kùnnan]
잠정적 진단 ············ 初步诊断 [chūbù zhěnduàn]
잡티 제거 ············ 祛斑 [qūbān]
장단점 ············ 利弊 [lìbì]
장딴지 ············ 腿肚子 [tuǐdùzi]
장명 ············ 肠鸣 [chángmíng]
장염 ············ 肠炎 [chángyán]
재건성형 ············ 再造整形 [zàizàozhěngxíng]
재검사하다 ············ 复查 [fùchá]
재발하다 ············ 复发 [fùfā]
재채기를 함 ············ 打喷嚏 [dǎpēntì]
재활의학과 ············ 康复医学科 [kāngfùyīxuékē]
저렴하다 ············ 低廉 [dīlián]
저작근 ············ 咀嚼肌 [jǔjuéjī]
저작력 ············ 咀嚼力 [jǔjuélì]
저작하다 ············ 咀嚼 [jǔjué]
저체온증 ············ 体温过低 [tǐwēn guòdī]

저혈당증 ························· 低血糖症 [dīxuètángzhèng]
저혈압 ··························· 低血压 [dīxuèyā]
적용하다 ························· 适用 [shìyòng]
적응증 ··························· 适应症 [shìyìngzhèng]
전공의 ··························· 住院医生 [zhùyuànyīshēng]
전문의 ··························· 专业医生 [zhuānyèyīshēng]
전신 ····························· 全身 [quánshēn]
전신마취 ························· 全身麻醉 [quánshēn mázuì] = 全麻
전완 ····························· 前臂 [qiánbì]
절개법 ··························· 切开法 [qiēkāifǎ]
절개하다 ························· 切除 [qiēchú]
점 ······························· 痣 [zhì] 黑痣 [hēizhì]
점액변 ··························· 粘液便 [niányèbiàn]
점점 ····························· 逐渐 [zhújiàn]
점제거술 ························· 痣切除 [zhì qiēchú]
점차 ····························· 逐渐 [zhújiàn]
접질리다 ························· 扭伤 [niǔshāng]
접힌귀 ··························· 杯状耳 [bēizhuàngěr]
정수리 ··························· 头顶 [tóudǐng]
정신과 ··························· 精神科 [jīngshénkē]
정형외과 ························· 骨科 [gǔkē]
젖가슴 ··························· 乳房 [rǔfáng]
젖꼭지 ··························· 奶头 [nǎitóu] 乳头 [rǔtóu]
젖니 ····························· 奶牙 [nǎiyá]
제3대구치 ························ 第三磨牙 [dì sān móyá]
제거하다 ························· 去除 [qùchú] 切除 [qiēchú]
拆除 [chāichú]
제어하다 ························· 控制 [kòngzhì]
조루 ····························· 早泄 [zǎoxiè]
조산 ····························· 早产 [zǎochǎn]
조속히 ··························· 尽早 [jǐnzǎo]

조절하다………………………… 控制 [kòngzhì]
조화롭다………………………… 协调 [xiétiáo]
졸린눈 성형…………………… 上睑下垂矫正
[shàngjiǎn xiàchuí jiǎozhèng]
종아리 ………………………… 小腿 [xiǎotuǐ]
종아리가 부음 ………………… 小腿发胀 [xiǎotuǐ fāzhàng]
종아리 경련…………………… 小腿抽筋 [xiǎotuǐ chōujīn]
종아리 근육 퇴축술………… 小腿肌肉退缩术
[xiǎotuǐ jīròu tuìsuōshù]
종아리에 쥐가 남 …………… 小腿抽筋 [xiǎotuǐ chōujīn]
종아리 지방흡입……………… 小腿吸脂 [xiǎotuǐ xīzhī]
좋은 점과 나쁜 점 ………… 利弊 [lìbì]
주간뇨 ………………………… 昼尿 [zhòuniào]
주걱턱 교정…………………… 下颌前突矫正
[xiàhé qiántū jiǎozhèng]
주근깨 ………………………… 雀斑 [quèbān]
주름……………………………… 皱纹 [zhòuwén] 皱褶 [zhòuzhě]
주름살이 생기다……………… 长皱纹 [zhǎng zhòuwén]
주름을 제거하다……………… 除皱 [chúzhòu]
去除皱纹 [qùchú zhòuwén]
주름 제거 …………………… 除皱 [chúzhòu]
주먹코 ………………………… 肉鼻子 [ròubízi]
주사를 놓다…………………… 打针 [dǎzhēn]
주사하다………………………… 注射 [zhùshè]
중절치 ………………………… 中切牙 [zhōngqiēyá]
쥐가 남………………………… 抽筋 [chōujīn]
쥬비덤(Juvederm)……………… 乔雅登 [qiáoyǎdēng]
지방흡입………………………… 吸脂 [xīzhī]
지속하다………………………… 坚持 [jiānchí]
지혈하다………………………… 止血 [zhǐxuè]
직장 출혈 …………………… 直肠出血 [zhícháng chūxiě]

진단검사의학과 ………………… 检验医学科 [jiǎnyànyīxuékē]
진단을 받다 …………………… 接受诊断 [jiēshòu zhěnduàn]
진단(하다) ……………………… 诊断 [zhěnduàn]
진흙색 변……………………… 粘土样便 [niántǔyàngbiàn]
짧은코………………………… 短鼻子 [duǎnbízi]
짧은코 연장 …………………… 短鼻延长 [duǎnbí yáncháng]
찌르는 듯한 통증 …………… 刺痛 [cìtòng]
찔린 상처……………………… 刺伤 [cìshāng]
찢긴 상처……………………… 裂伤 [lièshāng]

ㅊ

찰과상(을 입다) ………………… 擦伤 [cāshāng]
처방전을 작성하다……………… 开处方 [kāichǔfāng]
처진 눈………………………… 下吊眼 [xiàdiàoyǎn]
垂眼 [chuíyǎn]
처진 유방 교정 ………………… 乳房下垂矫正
[rǔfáng xiàchuí jiǎozhèng]
천명 …………………………… 哮鸣音 [xiàomíngyīn]
천식 …………………………… 哮喘 [xiàochuǎn]
청력 감퇴……………………… 听力减退 [tīnglì jiǎntuì]
청력 장애……………………… 听觉障碍 [tīngjué zhàng'ài]
청력 저하……………………… 听力下降 [tīnglì xiàjiàng]
체중 감소……………………… 体重减轻 [tǐzhòng jiǎnqīng]
초기 진단……………………… 初步诊断 [chūbù zhěnduàn]
초음파유화술…………………… 超声乳化术 [chāoshēngrǔhuàshù]
총상 …………………………… 枪伤 [qiāngshāng]
충수 …………………………… 阑尾 [lánwěi]
충전재…………………………… 补牙材料 [bǔyá cáiliào]
충치 …………………………… 蛀牙 [zhùyá] 虫牙 [chóngyá]
충치를 때우다………………… 补牙 [bǔyá]

충치 충전 ························ 充填术 [chōngtiánshù]
충혈안 ···························· 红眼 [hóngyǎn]
췌장······························ 胰腺 [yíxiàn]
측절치 ···························· 侧切牙 [cèqiēyá]
층층이 겹치다 ···················· 叠加 [diéjiā]
치경 ······························ 牙颈 [yájǐng]
치경부 마모························ 牙颈部磨损 [yájǐngbù mósǔn]
치과······························ 牙科 [yákē]
口腔科 [kǒuqiāngkē]
치관 ······························ 牙冠 [yáguàn]
치근 ······························ 牙根 [yágēn]
치근단공·························· 根尖孔 [gēnjiānkǒng]
치매······························ 痴呆 [chīdāi]
치명적이다 ························ 致命 [zhìmìng]
치수······························ 牙髓 [yásuǐ]
치수강 ···························· 牙髓腔 [yásuǐqiāng]
치수염 ···························· 牙髓炎 [yásuǐyán]
치아 우식증························ 龋齿 [qǔchǐ] 龋病 [qǔbìng]
치아를 삭제하다···················· 磨牙 [móyá]
치아를 세는 양사 ·················· 颗 [kē]
치아머리·························· 牙冠 [yáguàn]
치아목 ···························· 牙颈 [yájǐng]
치아뿌리·························· 牙根 [yágēn]
치아뿌리끝 ························ 根尖 [gēnjiān]
치유하다 ·························· 治好 [zhìhǎo]
치은······························ 牙龈 [yáyín] 牙床 [yáchuáng]
치은퇴축·························· 牙龈萎缩 [yáyín wěisuō]
치조골 ···························· 牙槽骨 [yácáogǔ]
치주막 ···························· 牙周膜 [yázhōumó]
치주염 ···························· 牙周炎 [yázhōuyán]
치주인대·························· 牙周膜 [yázhōumó]

치통 ································ 牙疼 [yáténg] 牙痛 [yátòng]

ㅋ

칼귀 ································ 无耳垂 [wúěrchuí]
컬러렌즈 ···························· 彩色隐形眼镜 [cǎisè yǐnxíngyǎnjìng]
코 ·································· 鼻子 [bízi]
코가 간질간질해요···················· 鼻子痒痒的 [bízi yǎngyǎngde]
코가 헐었어요························ 鼻子烂了 [bízi làn le]
코골이······························· 打呼噜 [dǎhūlu] 打鼾 [dǎhān]
코끝 ································ 鼻尖 [bíjiān]
코끝 성형···························· 鼻尖整形 [bíjiān zhěngxíng]
코를 훌쩍거림························ 抽鼻涕 [chōu bítì]
코막힘······························· 鼻塞 [bísāi]
 鼻子不通气 [bízi bùtōngqì]
코 성형 ····························· 鼻部整形 [bíbù zhěngxíng]
코옆주름····························· 鼻唇沟 [bíchúngōu]
코피가 남···························· 流鼻血 [liú bíxiě]
콘택트렌즈··························· 隐形眼镜 [yǐnxíngyǎnjìng]
콧구멍······························· 鼻孔 [bíkǒng]
콧구멍 축소술························ 鼻孔缩小术 [bíkǒng suōxiǎoshù]
콧대 ································ 鼻梁 [bíliáng]
콧물이 남···························· 流鼻涕 [liú bítì]
콧방울······························· 鼻翼 [bíyì]
콧방울 축소술························ 鼻翼缩小术 [bíyì suōxiǎoshù]
콧볼 축소술 ························· 鼻翼缩小术 [bíyì suōxiǎoshù]
콧수염······························· 小胡子 [xiǎohúzi]
콩팥 ································ 肾脏 [shènzàng]
쿡쿡 쑤시는 통증····················· 刺痛 [cìtòng]
퀵 성형······························ 微整形 [wēizhěngxíng]

크다 ································ 粗大 [cūdà]
큰 어금니 ························· 磨牙 [móyá]
큰 창자 ···························· 大肠 [dàcháng]

ㅌ

타박상 ····························· 挫伤 [cuòshāng]
탈락하다 ························· 淘汰 [táotài]
탈모 ································ 脱发 [tuōfà]
태양혈 ····························· 太阳穴 [tàiyángxué]
턱 ··································· 下颚 [xià'è] 下颌 [xiàhé]
下巴 [xiàba]
턱끝 ································ 下巴 [xiàbakēr]
턱비대칭 교정 ···················· 下颌不对称矫正
[xiàhé búduìchèn jiǎozhèng]
통원 환자 ························· 门诊病人 [ménzhěnbìngrén]
통증 ································ 疼痛 [téngtòng]
트림 ································ 嗳气 [ǎiqì] 打嗝儿 [dǎgér]
튼튼하다 ························· 结实 [jiēshi]
틀니 ································ 假牙 [jiǎyá] 义齿 [yìchǐ]
티눈 ································ 鸡眼 [jīyǎn]

ㅍ

팔 ··································· 胳膊 [gēbo] 手臂[shǒubì]
팔꿈치 ····························· 胳膊肘 [gēbozhǒu]
팔다리 움직임이 불편함 ········· 手脚不灵 [shǒujiǎo bùlíng]
팔목 ································ 手腕子 [shǒuwànzi]
팔이 빠졌어요 ···················· 胳膊脱臼了 [gēbo tuōjiù le]
팔자주름 ·························· 鼻唇沟 [bíchúngōu]
페니스 ····························· 阴茎 [yīnjīng]

편도선 ………………………… 扁桃体 [biǎntáotǐ]
편도선이 부음 ………………… 扁桃体肿大 [biǎntáotǐ zhǒng dà]
편두통 ………………………… 偏头痛 [piāntóutòng]
폐 ……………………………… 肺 [fèi]
폐경 …………………………… 闭经 [bìjīng]
폐렴 …………………………… 肺炎 [fèiyán]
폐암 …………………………… 肺癌 [fèiái]
포개어지다 …………………… 叠加 [diéjiā]
표정 주름 ……………………… 表情纹 [biǎoqíngwén]
푹 꺼지다 ……………………… 塌 [tā]
푹 꺼진 눈 …………………… 深陷眼 [shēnxiànyǎn]
　　　　　　　　　　　　　　 深眼窝 [shēnyǎnwō]
풀다 …………………………… 解开 [jiěkāi]
피로 …………………………… 疲劳 [píláo]
피를 토함 ……………………… 咯血 [kǎxiě]　咳血 [kéxiě]
피부가 창백함 ………………… 皮肤苍白 [pífū cāngbái]
피부과 ………………………… 皮肤科 [pífūkē]
피부 알레르기 ………………… 皮肤过敏 [pífū guòmǐn]
피부종양 ……………………… 皮肤肿瘤 [pífūzhǒngliú]
피지 …………………………… 皮脂 [pízhī]
필러 …………………………… 填充剂 [tiánchōngjì]
필링 …………………………… 磨皮术 [mópíshù]
　　　　　　　　　　　　　　 皮肤磨削术 [pífūmóxiāoshù]
핍뇨 …………………………… 少尿 [shǎoniào]

ㅎ

하반신 ………………………… 下身 [xiàshēn]
하복 …………………………… 下腹 [xiàfù]
하악 …………………………… 下颌 [xiàhé]　下颚 [xiàè]
하퇴 …………………………… 小腿 [xiǎotuǐ]

하품을 함 ························ 打哈欠 [dǎhāqiàn]
한기가 들다························ 着凉 [zháoliáng]
한 방울씩 떨어뜨리다············ 滴 [dī]
한쪽 끝이 위로 들리다··········· 翘 [qiào]
함몰 유두 교정···················· 乳头凹陷矫正 [rǔtóu āoxiàn jiǎozhèng]
함수제 ···························· 漱口水 [shùkǒushuǐ]
합병증 ···························· 并发症 [bìngfāzhèng]
항문······························ 肛门 [gāngmén]
항문과 ···························· 肛门科 [gāngménkē]
해체하다·························· 拆 [chāi]
핵의학과·························· 核医学科 [héyīxuékē]
허리······························ 腰 [yāo]
허리 지방흡입 ···················· 腰部吸脂 [yāobù xīzhī]
허물다 ···························· 拆除 [chāichú]
허벅지 ···························· 大腿 [dàtuǐ]
허벅지 지방흡입··················· 大腿吸脂 [dàtuǐ xīzhī]
헛구역질·························· 干呕 [gānǒu]
헛배부름·························· 肚子胀得慌 [dùzi zhàngdehuang]
헤모글로빈 ························ 血红蛋白 [xuèhóngdànbái]
혀································ 舌头 [shétou]
혀가 부음 ························ 舌头肿大 [shétou zhǒngdà]
현기증 ···························· 眩晕 [xuànyùn]
혈관······························ 血管 [xuèguǎn]
혈관외과·························· 血管外科 [xuèguǎnwàikē]
혈뇨······························ 血尿 [xuèniào]
혈변······························ 血便 [xuèbiàn]
혈소판 ···························· 血小板 [xuèxiǎobǎn]
혈압······························ 血压 [xuèyā]
혈압을 재다······················· 量血压 [liáng xuèyā]
혈액······························ 血液 [xuèyè]

혈액종양내과 ………………… 血液肿瘤内科 [xuèyèzhǒngliúnèikē]
혈액형 ………………… 血型 [xuèxíng]
혈정액 ………………… 血精 [xuèjīng]
협심증 ………………… 心绞痛 [xīnjiǎotòng]
형태 ………………… 状 [zhuàng]
호흡곤란 ………………… 呼吸困难 [hūxīkùnnan]
호흡기내과 ………………… 呼吸内科 [hūxīnèikē]
호흡음이 거침 ………………… 呼吸音粗糙 [hūxīyīn cūcāo]
호흡하다 ………………… 呼吸 [hūxī]
혼미 ………………… 昏迷 [hūnmí]
혼탁하다 ………………… 浑浊 [húnzhuó]
홍채 염증 ………………… 虹膜发炎 [hóngmó fāyán]
홑꺼풀 ………………… 单眼皮 [dānyǎnpí]
单睑 [dānjiǎn]
화끈거리는 통증 ………………… 灼痛 [zhuótòng]
화살코 ………………… 箭头鼻 [jiàntóubí]
화상 ………………… 烧伤 [shāoshāng]
확대하다 ………………… 扩大 [kuòdà]
확진하다 ………………… 确诊 [quèzhěn]
환청 ………………… 幻听 [huàntīng]
황달 ………………… 黄疸 [huángdǎn]
효과 ………………… 功效 [gōngxiào]
효능 ………………… 功效 [gōngxiào]
후각 소실 ………………… 嗅觉丧失 [xiùjué sàngshī]
후각 장애 ………………… 嗅觉丧失 [xiùjué sàngshī]
후두 ………………… 喉头 [hóutóu]
후유증 ………………… 后遗症 [hòuyízhèng]
휜 코 ………………… 歪鼻 [wāibí]
흉부 ………………… 胸脯 [xiōngpú] 胸部 [xiōngbù]
흉부 X선 촬영 ………………… 胸透 [xiōngtòu]

흉부 엑스레이를 찍다············ 做胸透 [zuò xiōngtòu]
흉부외과··························· 胸心血管外科
[xiōngxīnxuèguǎnwàikē]
흉터································· 疤痕 [bāhén]
흉터제거술························ 疤痕切除术 [bāhén qiēchúshù]
흉통································· 胸痛 [xiōngtòng]
흐리다······························ 浑浊 [húnzhuó]
흑변································· 黑便 [hēibiàn]
힘을 빌리다························ 借助 [jièzhù]
힘이 없다·························· 无力 [wúlì]
힙업································· 提臀 [títún]

기타

PRP 시술··························· PRP注射 [PRP-zhùshè]
T존································· T字区 [T-zìqū]
X선 촬영을 하다·················· 拍X光片 [pāi X-guāngpiàn]

참고문헌

1. 국내문헌

고려대학교 간호학연구소 역(2010), 『간호사를 위한 의사소통: 환자와 대화하기, Communication for Nurses: Talking with Patients(Lisa Kennedy Sheldon)』, 군자출판사.

고유미 외 역(2008), 『보건 의료인을 위한 임상영어회화, Practical English Conversation for Clinic(Dorelle Toan, TAKESHI UEKI 외)』, 의학서원.

곽중철(2009), 『 의료통역입문: 문화간 의사소통 어떻게 하나, Medical Interpreting and Cross-cultural Communication (Angelelli, Claudia V)』, 한국외국어대학교출판부.

국립국어원(2007), 『전문 용어 연구(정리 현황과 과제)』, 태학사.

김선, 박주현, 허예라(2008), 『의료 커뮤니케이션(제2판), Communication Skills for Medicine. 2nd ed.(Margaret Lloyd, Robert Bor)』, 아카데미프레스.

김진용 외(2007), 『전문용어 구축 연구』, 한국과학기술정보연구원.

문성민(2010), 『의료관광 들여다보기』, 대왕사.

백태선(2008), 『양한방 똑똑한 병원 이용』, 전나무숲.

선경, 오동주 공역(2009), 『의사를 위한 영어회화 표현법 500 외래진료편, 今日から役立つ醫師のための英會話フレーズ500(오오이 시즈오, 우에무라 켄이치)』, 고려의학.

소윤희(2011), 『의료관광을 위한 코디영어 길라잡이』, 포널스출판사.

신동수 외(2010), 『의학용어와 의료커뮤니케이션』, 포널스출판사.

정명호(2008), 『외국인 진료를 위한 병원영어회화』, 전남대학교출판부.

지제근(2006), 『지제근박사의 의학용어 이야기』, 아카데미아.

최정희(2009), 『간호영어회화』, 군자출판사.

한국보건복지인력개발원(2010), 『의학용어 소사전: 중국어편』, 한국보건복지인력개발원.

2. 해외문헌

曾文尚(2006),《开运整形》, 陕西师范大学出版社.

曾宪孔(2002),《整形美容手术图谱》, 军事医学科学出版社.

查学安、赵金祥(2010),《医院员工必读手册》, 广东人民出版社.

陈志严、李多孚(2011),《看病就医指南:怎样看医生》, 人民军医出版社.

戴九龙、张建兴、冉鹏程(2009),《与医疗检查亲密接触》, 军事医学科学出版社.

浩瀚(2007),《医疗服务英语急用句》, 机械工业出版社.

浩瀚、汪丽琴(2006),《医学英语随意通》, 中国水利水电出版社.

蒋泽先(2010),《常见病防治手册(家庭版)》, 世界图书出版公司.

雷慧(2008),《5000医护英语词汇百日通》, 人民卫生出版社.

李树贞、吴嘉中(2006),《护士英语必读》, 上海第二军医大学出版社.

卢根娣, 席淑华, 马晓红(2009),《护士服务礼仪规范》, 上海第二军医大学出版社.

马玉汴(2009),《医用汉语教程1》, 高等教育出版社.

______(2009),《医用汉语教程2》, 高等教育出版社.

谭冠柳(2007),《口腔保健常识图解》, 第四军医大学.

王锦帆(2006),《医患沟通学》, 人民卫生出版社.

王凯、刘兰生(2009), 《医学英语会话》, 化学工业出版社.

汪丽琴(2009),《医疗卫生英语高频话题》, 水利水电出版社.

王文秀(2009),《临床医师实用英语》, 人民卫生出版社.

王文秀、王颖(2009),《临床医师实用英语》, 人民卫生出版社.

王星月、易江、张哲(2009),《实用医学汉语：临床篇：外科》, 外语教学与研究出版社.

王岩、魏海英(2010),《明明白白治眼病》, 人民军医出版社.

王友彬(2009),《 整形美容随笔:一位协和整形外科医生的临诊实录 》, 清华大学出版社.

位汶军，秦军(2009),《医学生礼仪与形体训练》, 山东人民出版社.

牙齿保健图典课题组(2009),《牙齿保健图典》, 中国纺织出版社.

杨雪松等译(2009),《医患沟通技巧》, 化学工业出版社.

郁伟忠、曲岚(2007),《临床会话》, 上海中医药大学出版社.

张维(2007),《美容专家与你面对面:图说医学美容整形》, 军事医学科学出版社.

张伟、谢国渠(2009),《人体》, 上海科学技术出版社.

张子歉(2010),《就医法门》, 花城出版社.

朱德君、潘国栋(2009),《实用医学汉语： 基础篇2》, 外语教学与研究出版社.

______(2009),《实用医学汉语：基础篇3》, 外语教学与研究出版社.

朱婉儿(2009),《医患沟通基础》, 浙江大学出版社.

지은이 소개

김남이 (nami-0711@hanmail.net)

현 한림대학교 의료관광인재양성센터 객원교수
이화여자대학교 통역번역대학원 강사
한국문학번역원 한국도서 해외홍보 간행물『list』중문판 책임편집인

이화여자대학교 중어중문학과 졸업
이화여자대학교 통역번역대학원 한중과 석사
이화여자대학교 통역번역대학원 통번역학 박사 수료
역서『요리의 향연』,『중국인의 꾀주머니』등

중국어권 의료 용어

초판 발행 2015년 3월 30일

지은이 김남이
펴낸이 고화숙
펴낸곳 도서출판 소화
등록 제13-412호
주소 서울시 영등포구 영등포동 7가 94-97
전화 02-2677-5890
팩스 02-2636-6393
홈페이지 www.sowha.com

ISBN 978-89-8410-406-8 93720

값 17,000원